Jopp
Risikofaktor Vitaminmangel

Der Autor Andreas Jopp

- Gefragter Medizinjournalist mit Spezialgebiet Ernährungsforschung.
- Veröffentlichte sechs Bücher zu den Themen Vitamine, Mineralien, Fette und Eiweiß und gilt als ausgewiesener Ernährungsexperte.
- Bestsellerautor der Focus- und Stern-Sachbuchhitliste.
- Seine Bücher sind in 9 Sprachen übersetzt.
- Tausende Seminarteilnehmer folgen den Tipps für einen leistungsstarken Stoffwechsel und langfristige Gesundheit mit Vitaminen und gesunder Ernährung.

www.jopp-online.com

Andreas Jopp

Risikofaktor Vitaminmangel

- Hochleistungsstoffe für Nerven und Immunsystem
- Schutz gegen Krebs, Herz-Kreislauf-Erkrankungen, Altersdemenz

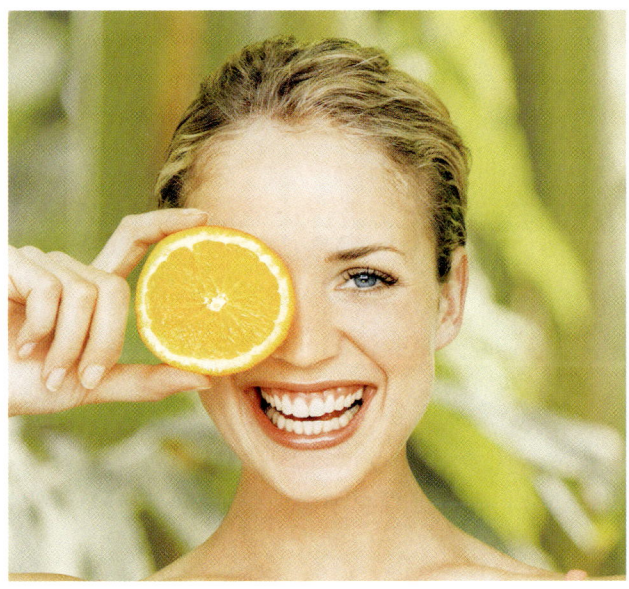

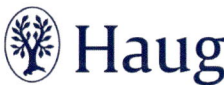

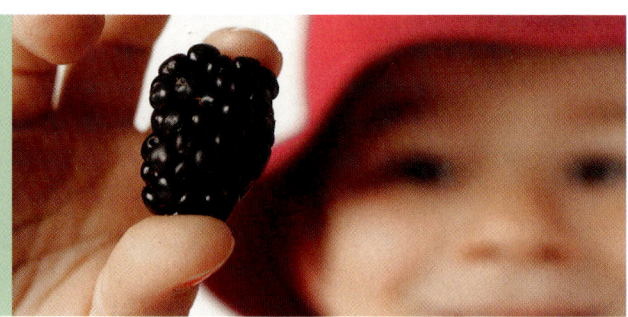

So funktionieren Vitamine & Mineralstoffe

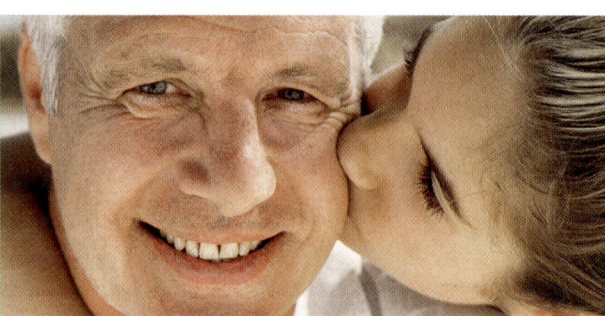

Vitamine – die Versicherungs-police

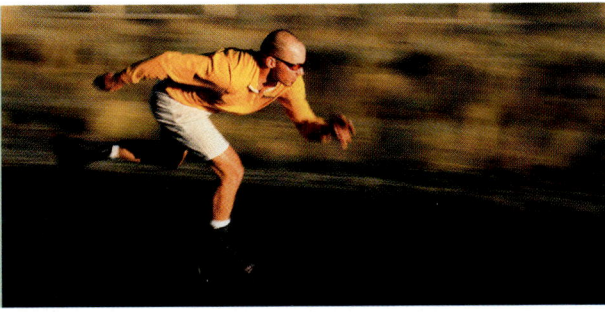

Vitamine –
für das Immun-
system und
einen fitten
Stoffwechsel

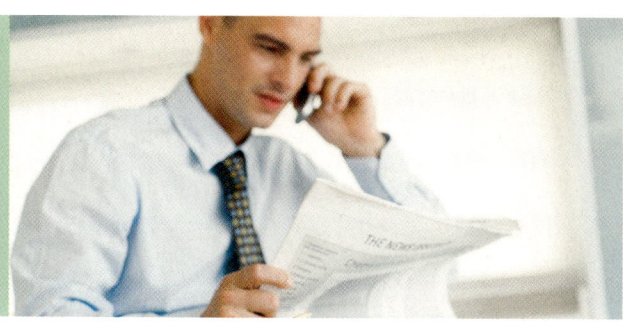

Der Mangel im Überfluss

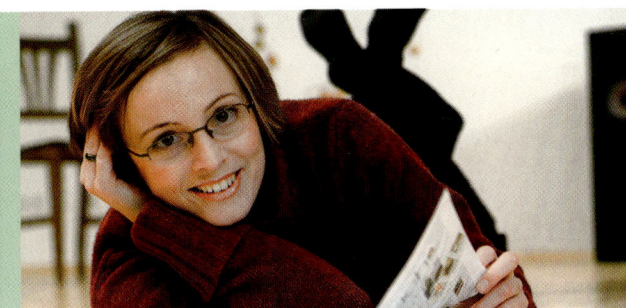

Wer braucht Mikronährstoffe?

Ihr persönliches Mikronährstoff- programm

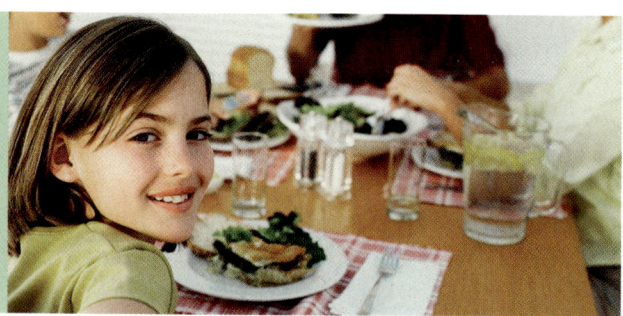

Einleitung

Vitamin- und Mineralienmangel? Gibt es das heute noch? Ein Mangel im Überfluss? Nahrungsmittel aller Art, auch Obst und Gemüse werden in Hülle und Fülle angeboten. Die Supermärkte und Geschäfte quellen über. Verhungern wir etwa an vollen Töpfen? Tatsächlich nehmen zwischen 40 % und 80 % der Bevölkerung noch nicht einmal das Minimum der für die Gesundheit notwendigen Mengen an Vitaminen, Mineralien und Spurenelementen zu sich. Dies ist das traurige Ergebnis von Erhebungen, die an über 80 000 Menschen in Deutschland, Frankreich und den USA vorgenommen wurden. Mit einigen dieser sogenannten Mikronährstoffe, etwa Vitamin D, Folat, Jod und Selen, sind sogar weit über 90 % der Bevölkerung unterversorgt.

Trotzdem ist der weitaus größte Teil der Bevölkerung der festen Überzeugung, zumindest ihren Minimalbedarf an Mikronährstoffen über die Ernährung zu decken. Diese Fehlannahme führt zu gravierenden gesundheitlichen Folgen: 70 % der heutigen Erkrankungen werden als ernährungsbedingt eingestuft. Sie können viel dagegen tun, indem Sie selbst dafür sorgen, dass Ihr Stoffwechsel und Ihr Immunsystem mit Mikronährstoffen optimal funktionieren.

Aber aufgepasst: Die Deckung des niedrigen *Minimal*bedarfs ist nicht gleichbedeutend mit einer *optimalen* Zufuhr, wie sie zum Zellschutz und für ein gut funktionierendes Immunsystem notwendig wäre, und wie sie über Jahrtausende in der Evolution bestanden hat. Analysiert man heutige Lebensmittel, zeigt sich, wie groß der Mikronährstoffverlust durch Lagerung und Verarbeitung ist. Eine optimale Zufuhr kann mit diesen Lebensmitteln kaum noch erreicht werden. Langzeitbeobachtungen weisen nach, dass sich das Risiko für Herz-Kreislauf-Erkrankungen und häufige Krebsarten um gut die Hälfte senken lässt, wenn zusätzlich Antioxidanzien (Vitamin C, Vitamin E und Selen) und B-Vitamine – vor allem Folat – zugeführt werden. Die Behebung des Vitamin-D-Mangels vermindert zusätzlich bestimmte Krebserkrankungen und Osteoporose. Zusätzliches Folat und Vitamin B_{12} senken das Risiko für die Entwicklung von Demenz. So kann jeder Antioxidanzien und Vitamine als Langzeit-Versicherungspolice für die eigene Gesundheit nutzen!

Aber auch kurzfristig hat eine optimale Versorgung mit Mikronährstoffen Einfluss auf den Stoffwechsel und das Immunsystem. Wie Sie sich fühlen

9

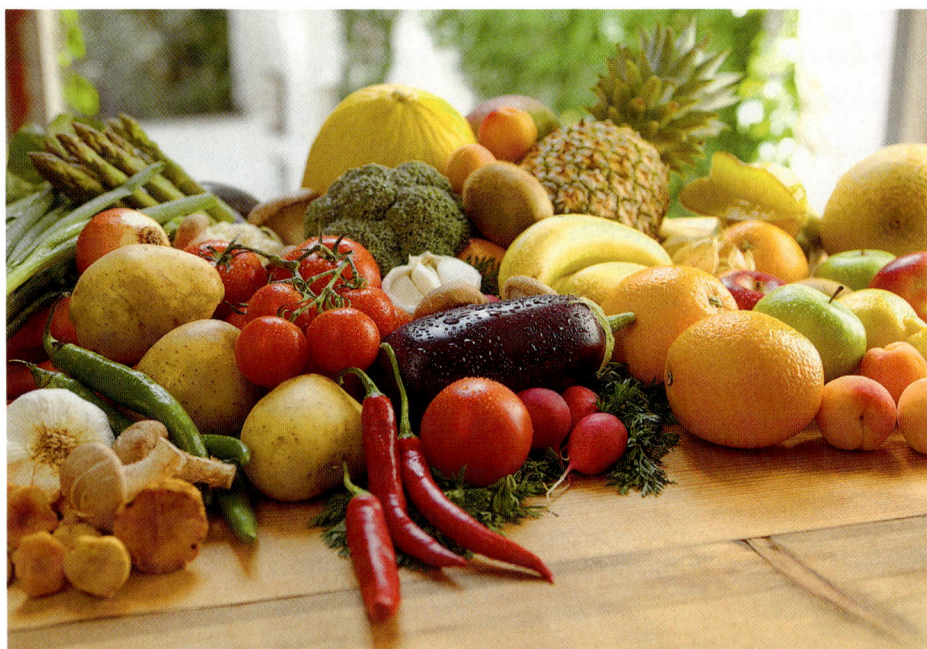

(Nervenstoffwechsel), wie leistungsfähig Sie sind (Energiestoffwechsel) und
wie gut Sie Infekte abwehren können
(Immunfunktion), hängt von der optimalen Versorgung mit Mikronährstoffen ab, die an allen Stoffwechsel- und
Immunfunktionen beteiligt sind. Bei
einem Mangel arbeiten diese Systeme
mit geringerer Leistung. Außer Hoch-
leistungssportlern und einigen Topma-
nagern nutzen aber die wenigsten das
Potenzial dieser Biokatalysatoren aus.
Dabei sind die Leistungsfähigkeit und
die Gesundheit das persönliche Kapital
und der individuelle Konkurrenzvorteil
im täglichen Leben. Gesundheit, Fitness
und Leistungsfähigkeit hängen unmittelbar von einem reibungslos funktionierenden Stoffwechsel ab.

Sie haben es in der Hand, mit Mikronährstoffen Ihren Stoffwechsel und
Ihr Immunsystem zu optimieren. Dazu
benötigen Sie aber Wissen und Fakten. In den letzten Jahren explodierte
dieses Wissen durch die Immun-, Gen-
und Stoffwechselforschung und durch
verfeinerte Analysemethoden, die
bis in die entferntesten Bereiche des
Stoffwechsels vordringen können.
Innerhalb weniger Jahre wurden wir
aus der Steinzeit der Stoffwechsel- und
Immunforschung in ein neues Zeitalter
katapultiert.

Ärzte können hier kaum beraten, denn Ernährung und Vitamine werden im ärztlichen Studium nur am Rande behandelt. Oft ist das ärztliche Minimalwissen in diesem Bereich auch noch veraltet, da Ärzte sich darin nicht fortbilden. Tipps und Ansichten von nicht auf Ernährung und Mikronährstoffe spezialisierten Ärzten kommen daher selten über Illustriertenniveau hinaus. Hinzu kommt, dass die ärztliche Ernährungsberatung in der Regel nicht durch die Krankenkassen bezahlt wird. Patientenfragen kosten den Arzt wertvolle Praxiszeit und werden häufig mit einem schnellen »Es kann nicht schaden« beantwortet. Fühlt sich der Arzt wegen kostentreibender und budgetbelastender Verschreibungen vom Patient unter Druck gesetzt, wird meist ganz abgewinkt oder behauptet, es gäbe dazu ja keine aussagekräftigen Studien. Leider verlassen sich viele Patienten auf die Ansichten ihres Arztes zu Mikronährstoffen, ohne das mangelnde Wissen, den Zeitfaktor und die Budgetbeschränkungen dahinter zu erkennen.

Wer aktiv eine Prävention von Erkrankungen mit besserer Ernährung und zusätzlichen Mikronährstoffen betreiben will, muss sich also selbst informieren. Das ist nicht immer einfach, denn in der Boulevardpresse und im Internet geistert viel veraltete, verkürzte und falsche Information he-

Info

Wenn Sie die Bedeutung von Mikronährstoffen in Zahlen wissen möchten, hier einige Beispiele:

- Antioxidanzien senkten in 129 Studien das Krebsrisiko für 13 verschiedene Formen von Krebs um 50 %.
- Zusätzliches Vitamin D und Folat vermindern die am häufigsten diagnostizierten Krebserkrankungen, die über 40 % der Krebsneudiagnosen ausmachen.
- Vitamin E und C können das Risiko für Herz-Kreislauf-Erkrankungen um 30–40 % vermindern.
- Zusätzlich eingenommene Folsäure könnte jährlich 15 000 tödliche Herz-Kreislauf-Erkrankungen in Deutschland verhindern.
- Hohe Folat-Blutspiegel senken das Risiko für die Entwicklung von Demenz erheblich.
- Das Auftreten des grauen Stars (Altersstar) kann um 80 % gesenkt werden.
- Die Infektanfälligkeit im Winter lässt sich um 50 % verringern.

rum. Genau aus diesem Grund habe ich mich für meine Bücher auf die Online-Recherche großer Datenbanken wie der National Library of Medicine in Washington spezialisiert, in der alle wichtigen Studien im Original zu finden sind. Ich habe bewusst eine bildhafte Sprache gewählt, denn Wissenschaft muss nicht langweilig sein und muss vor allem praktisch umsetzbar sein.

Für mehr Gesundheit und eine bessere Leistungsfähigkeit. Studientelegramme geben Ihnen einen schnellen Überblick über das derzeitige Wissen. Durch Fußnoten bleibt die wissenschaftliche Quelle nachvollziehbar. Mit Interviews kommen weltweit führende Experten direkt zu Wort. Ich möchte nicht, dass Sie mir als Autor, sondern vor allem den Fakten glauben. Bilden Sie sich ein eigenes Urteil und entwickeln Sie Ihre eigenen Strategien, wie die Biokatalysatoren der Natur Ihre Gesundheit sichern.

Die amerikanische Regierung lässt bereits zur Kosteneinsparung im Gesundheitswesen Grundnahrungsmittel mit Folsäure, Milch mit Vitamin D, Salz

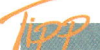

Info

Unglaublich, aber in der Evolution wurde unser Immunsystem und der Stoffwechsel auf der Basis von 47 lebensnotwendigen und nicht ersetzbaren Nährstoffen entwickelt. Darunter sind 33 Mikronährstoffe – 13 Vitamine, 6 Mineralien, 14 Spurenelemente. Dazu kommen 2 Fette (Omega 6 und Omega 3) und 8 Aminosäuren für den Aufbau aller Eiweißstrukturen. Auf diese Stoffe kann der Körper nicht verzichten. Alles andere kann er selbst herstellen. Sie sehen also schon, welche Bedeutung die Zufuhr der Mikronährstoffe hat.

Tipp

Gesundheit fängt im molekularen Bereich Ihrer 70 Milliarden Körperzellen an. Es liegt in Ihrer Hand, mit der besten Mikronährstoffversorgung jede Einzelne davon optimal funktionieren zu lassen und Erkrankungen so langfristig zu vermeiden.

mit Jod und Bodendünger mit Selen anreichern.

Nährstoffe sind die Grundlage allen Lebens. Sie haben sich über Millionen Jahre als beste Medizin bewährt, denn die Lebewesen konnten sich im Verlauf der Evolution nicht auf ein medizinisches System und Medikamente verlassen. Daher wurde ein System »ausgetüftelt«, das krankhafte Veränderungen, entartete Zellen und Veränderungen an den Genen durch eigene Reparaturprozesse und durch ein schlagkräftiges Immunsystem regulieren kann. Alle diese Prozesse sind von einer optimalen Versorgung mit Mikronährstoffen abhängig.

Kein Medikament kann sich mit den Milliarden von Überlebens- und Stoffwechsel-Testreihen (Selektion) vergleichen, die im Laufe der Evolution mit diesen 47 Mikronährstoffen »am wirklichen Leben« gemacht wurden.

Diese Nährstoffe funktionieren wie ein Alphabet – fehlt ein Buchstabe (Nährstoff), dann werden viele Stoffwechselworte nur noch bruchstückhaft zusammengesetzt. Mikronährstoffe können bis in den Zellkern vordringen, wo sie direkten Einfluss auf das Ablesen von Gensequenzen haben, und sie aktivieren und modulieren das Immunsystem. Ein Mangel an diesen Biokatalysatoren wirkt sich daher direkt auf den Stoffwechsel und das Immunsystem aus.

Die Lebewesen mit den am besten funktionierenden körpereigenen Reparaturprozessen und dem schlagkräftigsten Immunsystem haben den Überlebensvorteil. Dieses Grundgesetz der Natur hat sich auch für den Menschen, trotz Hightech-Medizin, nicht geändert.

Die kurze Zeit, die Sie brauchen, um dieses Buch zu lesen, wird sich in zusätzlicher Leistungsfähigkeit und in längerer gesunder Lebenszeit auszahlen. Dazu brauchen Sie aber »Fakten, Fakten, Fakten«, wie der Chefredakteur von Focus immer wieder betont.

Andreas Jopp

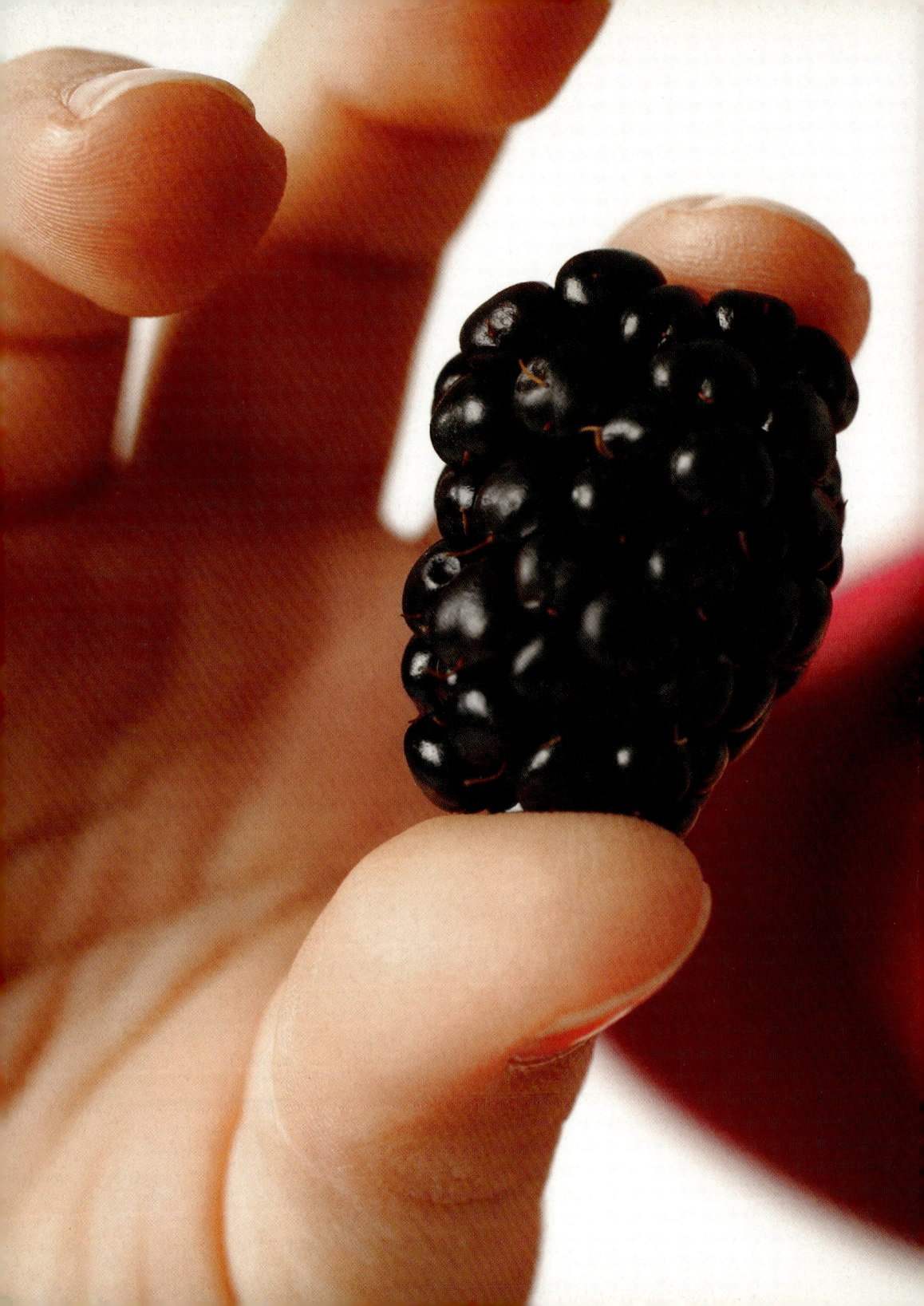

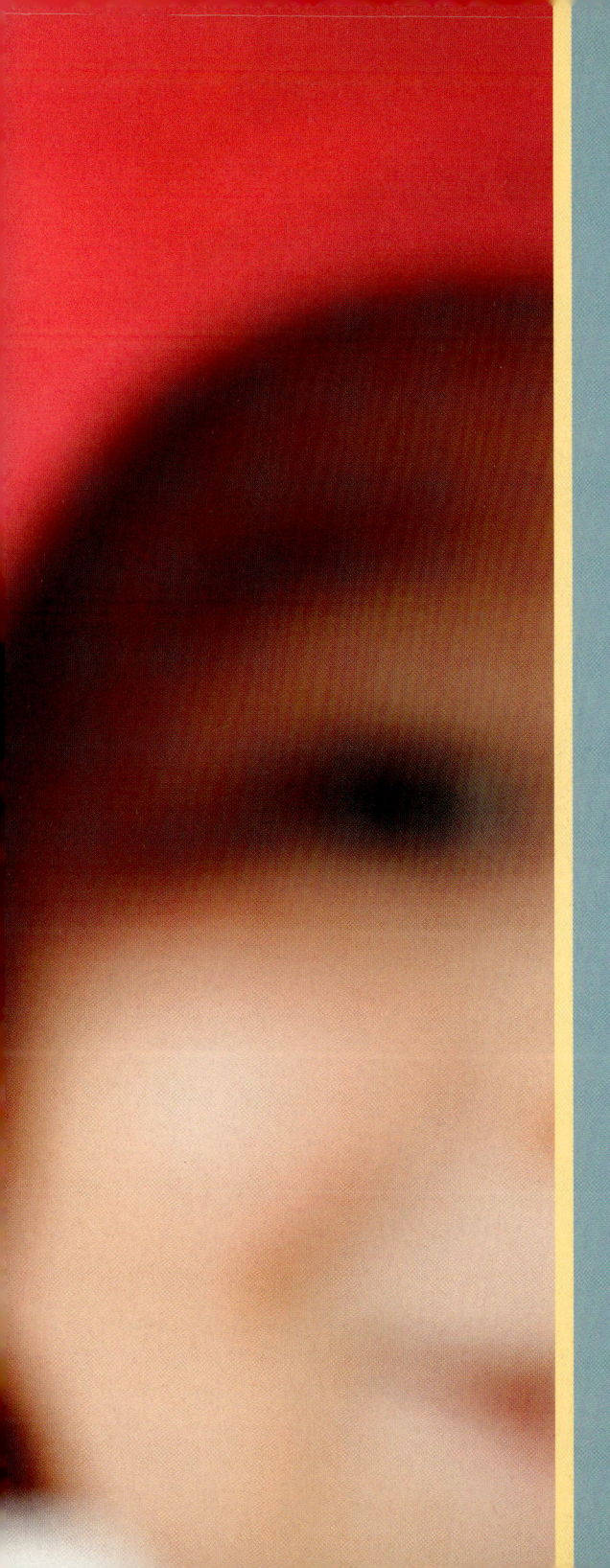

So funktionie-ren Vitamine & Mineralstoffe

Würden Sie Ihren Wagen mit Heizöl betanken? Warum kann Ihre biochemische Fabrik nur mit den besten Biostoffen Leistung bringen? Wie steuern Vitamine Ihren Stoffwechsel? Warum fühlen Sie sich nur so gut, wie der Stoffwechsel funktioniert? Wie schützen Antioxidanzien die 70 Milliarden Zellen? Kann man Zellschäden frühzeitig messen?

Der Mensch als biochemische Fabrik

Wie funktionieren Vitamine überhaupt?

Stellen Sie sich Ihren eigenen Körper doch einmal als eine gigantische biochemische Fabrik vor: In jeder Sekunde laufen in Ihren 70 Milliarden Körperzellen mehrere Milliarden biochemische Reaktionen ab. Vitamine, Mineralien und Spurenelemente beschleunigen all diese Stoffwechselabläufe, ja, sie machen sie überhaupt erst möglich. Um zum Beispiel ein Hormon herzustellen oder die Nahrung aufzuspalten, laufen die Stoffwechselprozesse wie am Fließband ab. Sie sind aufgeteilt in Hunderte von Einzelschritten, die mit der Hilfe von Mikronährstoffen planmäßig nacheinander stattfinden.

Auch jede einzelne Körperzelle ist eine kleine unabhängige Fabrik. Mit Produktionsanlagen für Eiweißmoleküle, Energiezentralen, Müllverbrennungsanlagen und Kopieranlagen für das Erbgut. Auch hier werden Mikronährstoffe in fast jedem einzelnen Produktionsschritt gebraucht. Ihre Zellen sind ständig biochemisch aktiv und legen keine Pause ein. Sie brauchen daher ununterbrochen Mikronährstoff-Nachschub. Das ist wichtig, denn viele Mikronährstoffe können nicht gespeichert werden – wie zum Beispiel die wichtigen wasserlöslichen B-Vitamine.

Warum verlangsamt sich der Stoffwechsel bei Vitaminmangel?

Fehlt am Anfang der Produktionskette ein Vitamin, kann weiter hinten in der Herstellung auch nichts weiterlaufen, oder es müssen Umwege gemacht werden. Der Stoffwechsel verlangsamt sich und Ihre Leistungsfähigkeit fällt ab. Da die Vitamine wie ein Netzwerk zusammenarbeiten, ist Ihr Stoffwechsel immer nur so stark wie das schwächste Glied in dieser Produktionskette.

Fitter Stoffwechsel mit Mikronährstoffen

»Tanken« Sie Biostoffe für Ihre Stoffwechselfabrik statt mikronährstoffarmes, wertloses Junkfood. Die meisten Menschen wissen zwar, dass man kein billiges Heizöl in einen Sportwagen tankt, aber bei der Ernährung Ihres Körpers setzen Sie geringere Maßstäbe. Was braucht Ihr Körper wirklich? Vitamine, Mineralien und Spurenelemente.

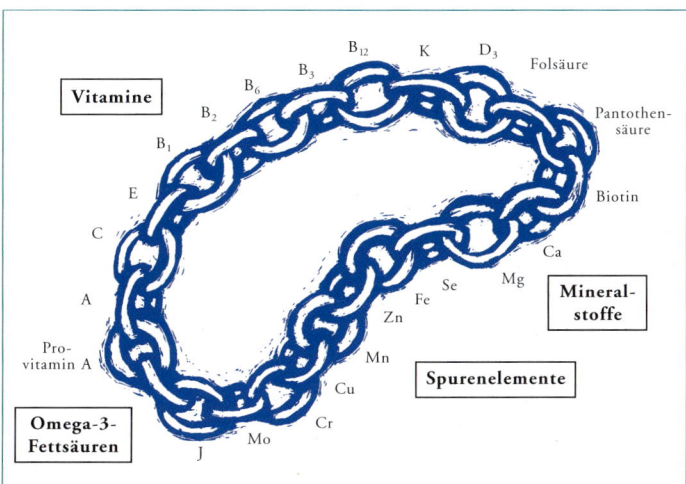

Der Stoffwechsel ist nur so stark wie das schwächste Glied der Kette. Mikronährstoffe arbeiten zusammen.

Bei Sportlern wird längst darauf geachtet, dass diese Stoffwechselbeschleuniger der Natur ausreichend vorhanden sind. Das lässt sich messen: Sportler bringen die Mikronährstoffe im Blut in das obere Drittel der Normwerte, die man für jeden Nährstoff kennt. »Mikronährstoff-Tuning« nennt man das in Neudeutsch. Nichts anderes machen Tiere auf der Weide, indem sie sich das frischeste und vitaminreichste Grünzeug aussuchen. Diese Menge an Mikronährstoffen sollten Sie auch bekommen, denn Sie bringen täglich Hochleistungen, in der Familie und am Arbeitsplatz. Beeinflussen Sie Ihre geistige und körperliche Leistungsfähigkeit! Lernen und lesen Sie im Folgenden einiges über diese Biostoffe. Ich garantiere Ihnen: Die Lesezeit wird sich 100-fach auszahlen.

Wie wichtig die optimale Mikronährstoffversorgung ist, können Ihnen folgende Beispiele verdeutlichen:

▌ Vitamin C ist an 15 000 verschiedenen Stoffwechselprozessen beteiligt. Von der Hormonproduktion angefangen bis zur Fettverbrennung läuft nichts ohne Vitamin C.

▌ Die acht Vitamine des B-Komplexes sind an allen Reaktionen des Energiestoffwechsels beteiligt und steuern den Nervenstoffwechsel einschließlich des Gehirns und der Nervenbotenstoffe (wie etwa Serotonin), die starken Einfluss auf Ihre Stimmungslage, die Motivation, das Selbstwertgefühl, aber auch auf das Gedächtnis und die Lernfähigkeit oder auf die Schlafqualität haben. Ein Vitamin-B-Mangel kann sich deswegen in Energielosigkeit, Kon-

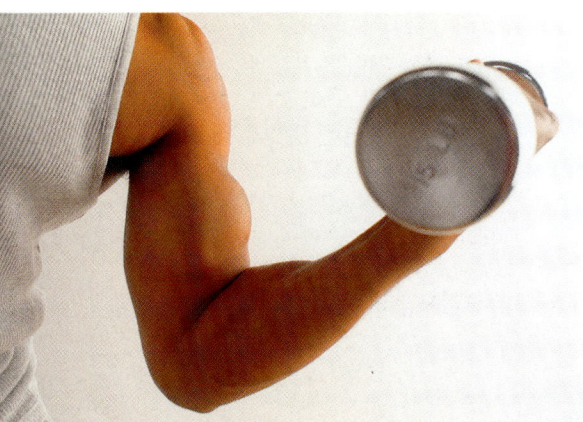

Der Mensch funktioniert wie eine riesige biochemische Fabrik. Vitamine steuern den Stoffwechsel.

te und Tumoren ist abhängig von der optimalen Zufuhr von Mikronährstoffen, denn alle Immunzellen brauchen große Mengen davon, um sich zu teilen und zu funktionieren.

Bei einem Mangel an den 47 essenziellen (lebensnotwendigen) Mikronährstoffen verlangsamt sich der Stoffwechsel, und das Immunsystem lässt nach. Versäumen Sie also nicht das regelmäßige Nachtanken dieser Biokatalysatoren! Sie können damit viele Körperfunktionen Ihrer biochemischen Fabrik wieder aktivieren, Ihre Leistungsfähigkeit steigern und das Immunsystem bei der Vorbeugung vor Krankheiten unterstützen.

zentrationsschwäche, Depressionen und Unruhe bis zu Schlaflosigkeit zeigen.

▌ Auch die Aktivität und Schlagkraft des Immunsystems gegen Infek-

Mineralien und Spurenelemente – Bausteine des aktiven Stoffwechsels

Wofür werden Mineralien und Spurenelemente gebraucht?

Chrom, Mangan, Molybdän und Zink verbinden die meisten Leser eher mit Stoßstangen oder den Rohstoffvorkommen in der Dritten Welt als mit dem eigenen Körper. Dabei waren genau diese Stoffe die Grundbausteine für das erste Leben. Sämtliche Spurenelemente unseres Körpers passen auf einen Teelöffel, und doch wäre menschliches

Leben ohne diese anorganischen Elemente nicht möglich.

Mineralien und Spurenelemente haben verschiedenste Funktionen:

▌ Sie dienen als Baustoffe für die Knochen, wie zum Beispiel Kalzium.

▌ Sie sind an Hunderten von Stoffwechselreaktionen beteiligt. So ist Zink an der Bildung von über 200 Enzymen, Magnesium sogar an über

400 Enzymen beteiligt. Diese Enzyme »managen« unseren Stoffwechsel und das Immunsystem.

- Sie binden Schwermetalle, damit diese über die Nieren ausgeschieden werden können.
- Sie erzeugen elektrische Ströme zum Übertragen von Nervenimpulsen.
- Sie sind Bestandteil von Hormonen.
- Sie greifen in das Ablesen und Vervielfältigen von Genen ein.
- Sie haben lebenswichtige Funktionen im Immunsystem.
- Sie sorgen dafür, dass Nährstoffe in die Zellen und Abbauprodukte wieder aus den Zellen herausgepumpt werden können.
- Sie regeln den Säure-Basen-Haushalt des Körpers.

In Deutschland herrscht ein Mangel an Zink, Chrom, Jod und Selen, weil die Böden ausgelaugt sind und der Rest dieser wertvollen Spurenelemente bei der Lebensmittelverarbeitung aus den Randschichten des Korns herausgeschält wird. Bei einem herrschenden Mangelzustand funktioniert der Stoffwechsel nur noch auf Sparflamme. Wir können eben unserem Millionen Jahre alten genetischen Programm nicht entrinnen.

Ein Mangel an Mineralien und Spurenelementen führt kurzfristig zu einem erheblichen Leistungsabfall und ist langfristig für eine Vielzahl von chronischen Erkrankungen verantwortlich.

Wirksamer Zellschutz durch antioxidative Vitamine

Wie schützen Vitamine Ihre Zellen?

Vitamine haben noch eine ganz andere Funktion, die über den Stoffwechsel hinausgeht. Bestimmte Vitamine – die Antioxidanzien – schützen Ihre Zellen wie ein Schutzschild. Jede einzelne Körperzelle wird täglich von 10 000 freien Radikalebomben angegriffen! Die Körperzellen würden in kürzester Zeit zerplatzen, wenn Radikalefänger (Antioxidanzien) wie die Vitamine A, C und E diese Bomben nicht abfangen würden. Trillionen von Radikalebomben werden so in Sekundenschnelle »unschädlich« gemacht. Vergessen Sie das Pentagon und Star Wars – Sie selbst besitzen das genialste Abfangsystem, das je entwickelt wurde. Weil es unter Dauerbeschuss steht, muss es allerdings ständig aufgetankt werden.

Wie das funktioniert, können Sie in der Abbildung auf der nächsten Seite noch einmal genau sehen: Antioxidanzien

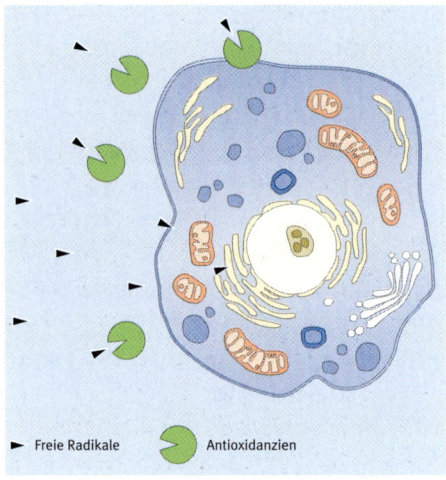

► Freie Radikale   ◄ Antioxidanzien

Star Wars: Antioxidanzien fangen freie Radikale ab, damit diese gar nicht erst in die Zelle eindringen können.

fangen hier freie Radikale ab, damit diese gar nicht erst in die Zelle eindringen können.

Freie Radikale funktionieren chemisch wie unverheiratete Playboys. Sie wollen unbedingt andere Elektronen aus Elektronen-Zweierbeziehungen herausreißen, um ihre negative Ladung zu binden. Freie Radikale oxidieren, das heißt, sie nehmen anderen Molekülen ein Elektron weg und schädigen dadurch die Zellen. So können innerhalb von Sekunden mehrere hunderttausend Elektronen den Partner wechseln. Es wird eine richtige »Radikaleorgie« entfacht.

Spurenelementschutz– die körpereigenen antioxidativen Enzyme

Wie schützen Spurenelemente Ihre Zellen?

Wenn jede Zelle 10000-mal pro Tag von freien Radikalen angegriffen wird, macht das bei 70 Milliarden Körperzellen 7 Trillionen freie Radikale, die abgefangen werden müssen. Die antioxidativen Vitamine allein könnten diesen Radikalenstress unmöglich bewältigen. Deswegen produziert der Körper quasi wie im »Star-Wars-Rüstungsprogramm« eigene potente antioxidative Enzyme, die noch effektiver als Vitamine im Körper aufräumen. Diese Enzyme haben ein freies Elekt-

ron, das sie an freie Radikale abgeben, um diese zu binden.

Für die Aufrüstung mit körpereigenen Enzymen werden aber bestimmte Spurenelemente als Rohstoffe gebraucht. Ohne Selen, Zink, Mangan, Kupfer und Eisen, die alle Bestandteile von Enzymkomplexen sind, kommt es zu Produktionsengpässen für diese Abwehr. In Deutschland fehlen vor allem Selen und Zink in den Böden. Die anderen Spurenelemente gehen bis zu 80% durch die hohe Verarbeitung des Getreides zu Auszugsmehl verloren. Das hat schwere

Info

> Bei einem Mangel an antioxidativen Vitaminen und Pflanzenstoffen entstehen Schäden an den Zellen, die langfristig Krebs, Herz-Kreislauf- und andere Freie-Radikale-Erkrankungen entstehen lassen.

Konsequenzen für den Stoffwechsel, denn bei einem Mangel an Spurenelementen können nicht genügend körpereigene antioxidative Enzyme produziert werden. Durch die daraus resultierende Nicht-Neutralisierung von freien Radikalen wird der Zellschädigungsprozess in Gang gesetzt.

Alle Organismen versuchen daher, die freien Radikale durch Antioxidanzien zu neutralisieren. Pflanzen, die Energie aus UV-Licht gewinnen, panzern ihre Zellen mit über 500 verschiedenen Antioxidanzien. Dies sind häufig die bunten Pflanzenfarbstoffe. Die Tierwelt (und der Mensch) ist abhängig von der Zufuhr dieser Pflanzenstoffe, denn die Vitamine C und E, Beta-Carotin und weitere 400 andere Pflanzenstoffe schützen auch ihre Organismen vor freien Radikalen.

Wo entstehen freie Radikale?

Auslöser für freie Radikale sind eine Vielzahl von Stoffen und Prozessen:

- Überall in den Zellen, wo **Energie** produziert wird, entstehen freie Radikale im ganz normalen Stoffwechsel.
- Überall, wo **Sauerstoff** transportiert wird, gibt es freie Radikale.
- Überall, wo **Licht (UV-Strahlung)** auftrifft. So lässt sich zum Beispiel erklären, warum stundenlanges Sonnenbaden die Hautzellen oder die Augen schädigt. Freie Radikale zerstören hier die Zellen. Die Augen sind deswegen mit besonders vielen Antioxidanzien gepanzert.
- Bestimmte **Stresshormone** lassen die Produktion von freien Radikalen ansteigen. Dauerstress kann so zum Auslöser von Radikaleerkrankungen wie Herz-Kreislauf-Erkrankungen und Krebs werden.
- Das **Immunsystem** setzt freie Radikalebomben sogar aktiv ein, um Viren und Bakterien zu zerstören. So steigt bei einem Infekt, zum Beispiel einer Virusgrippe, die Produktion von freien Radikalen durch das Immunsystem rapide an und damit natürlich auch der Verbrauch von Antioxidanzien, denn diese müssen die produzierten freien Radikale, nachdem die Immunzellen einen Virus zerstört haben, wieder abfangen.
- Aber es gibt auch zunehmend **unnatürliche Radikaleproduzenten**. Dazu gehören die Schadstoffbelastung aus Umwelt und Haushaltschemikalien, viele Medikamente, synthetische Partydrogen und Rauchen. Diese Radikalequellen sind zuneh-

mend Verursacher von Zellschäden und Krebs.

❚ Auch **Röntgenstrahlung** oder ionisierende Strahlen auf Langstreckenflügen produzieren freie Radikale.

In unserem modernen Leben lassen sich diese neuen Radikalequellen kaum ausschalten. Jetzt verstehen Sie aber auch, warum die Zufuhr von Antioxidanzien immer wichtiger wird, um Radikale zu neutralisieren und sich zu schützen. Mit antioxidanzienarmem Fastfood werden Sie diese Aufgabe keinesfalls lösen können.

GUT ZU WISSEN

Antioxidanzien – Schutzstoffe der Zellen

Mit diesen Schutzstoffen (Antioxidanzien) schützen Sie die Zellen vor der zerstörerischen Kraft der freien Radikale.
❚ Vitamine: C, E
❚ Vitaminoide: Koenzym Q 10, Alpha-Liponsäure
❚ Spurenelemente: Selen, Zink, Mangan für antioxidative Enzyme
❚ Sekundäre Pflanzenstoffe: Carotine (Möhren), Katechine (in grünem Tee), Lycopin (in Tomaten), Polyphenole (Rotwein), Flavonoide (Zitrusfrüchte), Indole (alle Kohlarten), Lutein (grünes Blattgemüse).

Das Netzwerk der Antioxidanzien

Verschiedene Antioxidanzien neutralisieren jeweils unterschiedliche freie Radikale. Vitamin E ist fettlöslich und lagert sich in den fetthaltigen Zellmembranen ein, um diese zu schützen. Vitamin C ist dagegen wasserlöslich und bietet sowohl Schutz in der Zelle als auch außerhalb im wässrigen Blutmilieu. Die pflanzlichen Antioxidanzien sind in bestimmten Organen besonders aktiv, Lutein zum Beispiel in den Augen. Alle Antioxidanzien arbeiten wie ein Netzwerk zusammen. Zum Beispiel übernimmt Vitamin C freie Radikale vom Vitamin E und recycelt das wertvolle und seltene Vitamin E. Je dichter Sie dieses Netzwerk mit den unterschiedlichsten antioxidativen Pflanzenstoffen aus Obst und Gemüse spannen, desto besser funktioniert es. Eine Ernährung mit viel Gemüse und Obst ist also die Grundlage für eine ausreichende Versorgung mit den vielen pflanzlichen Antioxidanzien – den sekundären Pflanzenstoffen. Diese pflanzlichen Antioxidanzien sind zum großen Teil lagerstabil. So ist Lycopin selbst in Tomatenmark noch konzentriert enthalten.

Ganz anders sieht das bei den antioxidativen Vitaminen und Spurenelementen aus. Durch Lagerung, Transport und Verarbeitung enthalten Obst und Gemüse oft nur noch einen Bruchteil ihrer ursprünglichen Mikronährstoffe (siehe Seite 108). Das erstaunt die Teilnehmer in meinen Seminaren immer am meisten. Und obwohl sich viele gut ernähren, ist Mikronährstoffmangel bei 80 % der Bevölkerung eine traurige Tatsache. Studie um Studie weist dies nach (siehe Seite 92). Es wird deshalb immer wichtiger, Mikronährstoffe als Nahrungsergänzung zusätzlich zuzuführen. So kommen Sie auf die Vitamin- und Spurenelementzufuhr, auf der sich unser Stoffwechsel in der Evolution entwickelt hat, als noch alles frisch, ungekocht und unverarbeitet gegessen wurde.

Erst mit einem Netzwerk aus sekundären Pflanzenstoffen, enthalten in Obst und Gemüse, und ergänzenden Mikronährstoffen wird heute ein optimaler Schutz vor freien Radikalen erreicht.

Welche Schäden richten freie Radikale an?

Die Schäden durch freie Radikale an unseren Zellen sind enorm. Zoomen wir doch einfach einmal in eine Ihrer Körperzellen hinein und schauen, was freie Radikale dort anrichten und warum gesunde Zellen zu Krebszellen entarten können.

Die folgenden Symbole finden Sie in der Abbildung auf Seite 25 wieder. Sie sollen Ihnen als Vorstellungshilfe dienen.

 Als Erstes greifen die Radikale die Zellhülle von außen an.

 Stellen Sie sich die Zellmembran wie einen geschäftigen Hafen vor. Ständig docken Schiffe an den Landungsanlagen (Rezeptoren) an, die Rohstoffe (Aminosäuren, Fette, Mikronährstoffe und Energie) bringen. Entladekräne und Pumpen werden eingesetzt, um die wichtigen Stoffe von außen ins Zellinnere zu bringen.

 Außerdem hat die Zellmembran auch separate Landeplätze für Informationen und Befehle (Hormone) aus dem Körper und extra Landeplätze für Mikronährstoffe.

 Freie Radikale bombardieren diese Hafenanlagen und reißen Teile der Landeplätze und Transportsysteme weg. Dadurch verlieren die Zellmembranen die Fähigkeit, aktiv Stoffe von außen ins Zellinnere zu transportieren und umgekehrt Schadstoffe (Abfall) aus der Zelle wieder herauszubefördern. Es gehört nicht viel bildhafte Vorstellungskraft dazu, wie wohl der Zustand und die Funktion Ihrer Körperzellen aussehen mag, wenn sie unter einem jahrelangen Dauerbombardement stehen.

Haben freie Radikale erst einmal die Zellmembran löchrig geschossen, können sie ungehindert ins Zellinnere dringen.

 Die Erbmasse ist besonders davon betroffen. Sie ist Ihre persönlich gespeicherte Software in der Hauptschaltzentrale des Zellkerns und enthält alle wichtigen gespeicherten Befehle. Freie Radikale schießen nun Löcher genau in dieses Softwareprogramm. Wenn Ihre Software – auch nur in Teilen – »abstürzt«, können verschiedene Stoffwechselprogramme nicht mehr abgelesen werden oder der Stoffwechsel wird fehlreguliert.

Freie Radikale besitzen die Fähigkeit, Eiweiße wie eine Schere zu zerschneiden. Sie können Zellteile und die Erbmasse – die DNA – durchtrennen. Auch die Kommunikation zwischen den Zellen wird durch freie Radikale gestört.

Freie Radikale zerstören die winzigen wassergefüllten Kanälchen, mit denen die Zellen untereinander in Verbindung stehen und gegenseitig darauf achten, dass sich keine Zelle auf Kosten der anderen ungehemmt vermehrt. Wenn diese Kommunikation gestört ist, kommt es zu bösartigen Zellwucherungen.

Krebs wird daher heute zu den durch freie Radikale ausgelösten Erkrankungen gerechnet.

Ein weiteres bevorzugtes Angriffsziel der freien Radikale sind die Blutfette. Sie werden erst durch den Angriff freier Radikale ranzig und kleben dann an den Arterien fest. So entsteht die gefürchtete Arterienverkalkung (Arteriosklerose). Freie Radikale sind so auch an der Entstehung von Herz-Kreislauf-Erkrankungen beteiligt. Freie Radikale greifen auch die fetthaltige Schicht der Nerven und Gehirnzellen an. Bei der Entstehung der Alzheimer-Krankheit und Demenz sind freie Radikale ebenfalls beteiligt.

Freie Radikale spielen auch beim Alterungsprozess eine bedeutende Rolle. Altern ist eine Anhäufung von Veränderungen im Softwareprogramm Erbmasse, das zu veränderten Zellen und einem fehlgeleiteten Stoffwechsel führt. Zum Altern gehört auch ein immer enger werdendes Transportsystem. Jeder ist letztlich so alt wie seine Blutbahnen. Und Altern bedeutet einen stetigen Verfall Ihrer Nervenzellen, wie er durch eine schlechtere Nervenübertragung und abnehmende geistige Leistung zum Ausdruck kommt. Die zerstörerische Wirkung der freien Radikale ist bei allen diesen Alterungsprozessen beteiligt.

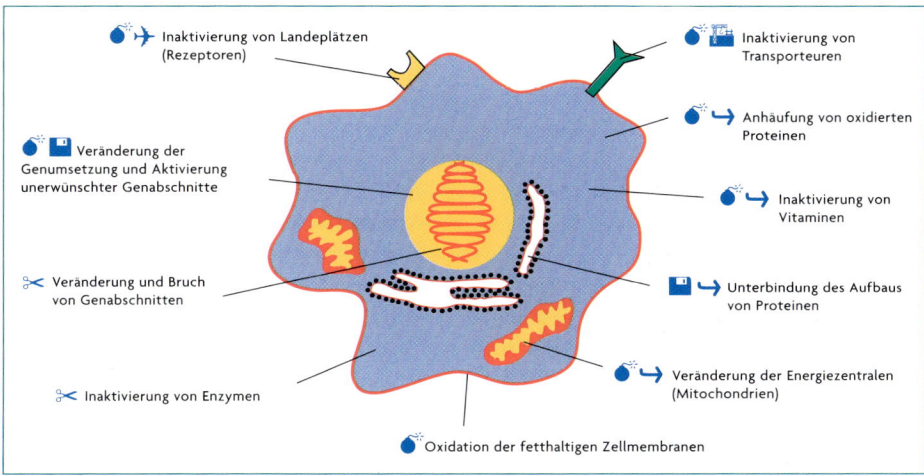

Inaktivierung von Landeplätzen
(Rezeptoren)

Inaktivierung von
Transporteuren

Anhäufung von oxidierten
Proteinen

Veränderung der
Genumsetzung und Aktivierung
unerwünschter Genabschnitte

Inaktivierung von
Vitaminen

Veränderung und Bruch
von Genabschnitten

Unterbindung des Aufbaus
von Proteinen

Veränderung der Energiezentralen
(Mitochondrien)

Inaktivierung von Enzymen

Oxidation der fetthaltigen Zellmembranen

10 000 freie Radikale greifen die Zelle pro Tag an. Sie sehen die Folgen der Bombardierung an und in der Zelle.

Mikronährstoffe – die wirkliche Langzeit-versicherungspolice

Was sind Freie-Radikale-Erkrankungen?
Durch Vitamine können unnötige Erkrankungen vermieden und dadurch Milliarden Euro im Gesundheitswesen eingespart werden. Die Ergebnisse großer Studien zeigen, dass Herz-Kreislauf-Erkrankungen, Krebs, Schäden der Blutgefäße bei Diabetes und Katarakt (grauer Star) häufig mit zu niedrigen Werten an Antioxidanzien wie Vitamin C, Vitamin E und pflanzlichen Antioxidanzien im Blut in Beziehung stehen. Diese Erkrankungen werden als Freie-Radikale-Erkrankungen bezeichnet. Wenn ausreichende Mengen Antioxidanzien vorhanden sind, treten diese Erkrankungen um gut 40% seltener auf.

Gesetzliche Anreicherung mit Mikronährstoffen
Wie wichtig sind die neuen Studien für die eigene Gesundheit? Die medizinischen Studien zum Ausmaß des Mikronährstoffmangels und zur Prävention von Erkrankungen sind so überzeugend, dass verschiedene Regierungen inzwischen Gesetze zur Anreicherung von Nahrungsmitteln mit Vitaminen, Mineralien und Spurenelementen verabschiedet haben. In den USA wurde dies bisher am besten umgesetzt:

- Jodierung des Salzes zur Vermeidung unnötiger Schilddrüsen-Operationen.
- Anreicherung der Milch mit Vitamin D zur Verhinderung der Osteoporose.
- Selenzusatz im Bodendünger zur Verringerung von Freie-Radikale-Erkrankungen.
- Zusatz von Folsäure in Grundnahrungsmitteln zur Verhinderung von Fehlbildungen in der Schwangerschaft und zur Verminderung von Herz-Kreislauf-Erkrankungen.
- Über einen Zusatz von Vitamin B_{12} wird zur Zeit verhandelt.

Langfristig werden sich diese staatlichen Maßnahmen in vielfacher Hinsicht auszahlen. Da es in Deutschland keine Anreicherung gibt, macht es also doppelt Sinn, selbst diese Mikronährstoffe zu ergänzen.

Wie lassen sich Milliarden im Gesundheitssystem durch Vitamine einsparen?

Nachdem Studien mit Antioxidanzien so eindeutige Ergebnisse erbrachten, wurden im Auftrag der US-amerikanischen Regierung bereits Berechnungen (Practon-Studie) angestellt, wie viele Milliarden Dollar im Gesundheitswesen durch die Gabe von Vitaminen eingespart werden könnten. Allein bei drei gut erforschten Erkrankungen – koronarer Herzkrankheit, Magenkrebs und Altersstar – könnten durch die Gabe

von Vitamin C und E enorme Einsparungen Jahr für Jahr erzielt werden:

- 8 Milliarden Dollar für 525 000 Krankenhausaufenthalte bei koronarer Herzkrankheit.
- 161 Millionen Dollar für 7 000 Krankenhausaufenthalte allein für Magenkrebs.
- 49 Millionen Dollar für 13 000 vermeidbare Staroperationen.

Diese Zahlen beziehen sich nur auf eine von 20 Krebserkrankungen, deren Auftreten durch Vitamin C verringert wird. Außerdem sind nur die Krankenhauskosten eingerechnet. Kosten für Medikamente, Nachuntersuchungen, Arbeitsausfall, Krankengeld oder Frühverrentung bleiben dabei unberücksichtigt; sie würden die gesamtgesellschaftlichen Einsparungsmöglichkeiten vervielfachen.

Was haben Einsparungen im Gesundheitssystem mit Ihnen zu tun?

Hinter diesen Zahlen stehen Menschen, die vermeidbare Erkrankungen bekommen und häufig Lebensqualität durch diese Erkrankungen einbüßen. Die Berechnungen für die amerikanische Regierung beantworten wichtige Fragen für Ihre Gesundheit. Sie zeigen,

- wie ernst man in den USA den Vitaminmangel in der Bevölkerung nimmt,

- wie wichtig die Erhaltung der Gesundheit durch eine gute Mikronährstoffzufuhr ist,
- wie eindeutig Forschungsergebnisse jenseits des Atlantiks heute interpretiert werden,
- wie wichtig Ihr Wissen über eine optimale Mikronährstoffzufuhr für Ihre Gesundheit ist.

Prävention statt Symptome kurieren

Im alten China bezahlte man den Arzt nur, wenn er seine Patienten gesund erhielt. Erkrankte jemand, wurde er kostenlos behandelt. Diese Ausrichtung der Medizin hin zur Vorsorge ging in den letzten Jahrhunderten verloren. Heute steht die medikamentöse Behandlung von Krankheiten – genauer gesagt von Symptomen – und nicht die Erhaltung der Gesundheit im Vordergrund. Aus gutem Grund waren Ernährung und Medizin im alten China eng verbunden. Circa 70 % unseres Gesundheitsbudgets werden für die Folgen von ernährungsbedingten Krankheiten ausgegeben[1].

In den folgenden Kapiteln werde ich Ihnen zeigen, wie Mikronährstoffe Ihre gesunde Lebenszeit verlängern und das Risiko der wichtigsten Killer- und Pflegefallerkrankungen vermindern.

Vitamine wirken vor allem in der Prävention und weniger in der Reparatur von größeren Erkrankungen. Viele fangen aber erst an, sich für Ernährung und Vitamine zu interessieren, wenn sie gesundheitliche Probleme haben. Vitamine wirken kurzfristig und langfristig.

Kurzfristiger Zeithorizont:
- Verbesserte Leistungsfähigkeit.
- Schlagkräftiges Immunsystem.
- Behebung von Symptomen, die mit Vitaminmangel zusammenhängen.

Langfristiger Zeithorizont:
Mikronährstoffe sind wie eine Versicherungspolice für die Gesundheit. Die Erträge werden erst später ausgezahlt. Je früher Sie anfangen, desto besser wirkt sich der Schutzmechanismus aus. Zu diesen Erträgen gehören der Zellschutz und das langfristige Absenken des Risikos für bestimmte Erkrankungen im Alter:
- Todesursache Nr. 1: Herz-Kreislauf-Erkrankungen .
- Todesursache Nr. 2: Krebs.
- Pflegefalle Nr. 1: Demenz.
- Pflegefalle Nr. 2: Die Osteoporose-Lawine.
- Schutz vor Freien-Radikale-Schäden am Auge.

SPEZIAL

Spezial: Messen statt raten

Zellschutz – bekommen Sie genügend Antioxidanzien?

Dank moderner Labordiagnostik lässt sich mittlerweile feststellen, ob und inwieweit Schäden an den Zellen durch einen Mangel an Antioxidanzien entstanden sind. Werden »durchlöcherte« Zellmembranen oder Bruchstücke Ihrer DNA-Software (Erbmasse) im Blut gefunden, ist das ein sicheres Zeichen, dass Sie Ihr geniales Abfangsystem durch zusätzliche Antioxidanzien häufiger »betanken« sollten. Bei Schäden besteht Handlungsbedarf: Mit mehr Obst & Gemüse und zusätzlichen Antioxidanzien wie Vitamin E, C und Selen schützen Sie Ihre Zellen. Machen Sie diese Antioxidanzien-Strategie einige Wochen und messen Sie dann Ihren Erfolg erneut nach. Ist das Testergebnis im grünen Bereich, ist Ihre Ernährung und Antioxidanzienzufuhr jetzt opti-mal. Also diskutieren Sie nicht das Pro & Contra Vitamine / Antioxidanzien, sondern lassen Sie besser objektiv messen. »Zahlen sagen mehr als Spekulationen«. Wichtig dabei: Der optimale Bedarf an Antioxidanzien kann von Mensch zu Mensch stark schwanken. Je nach Genetik, Lebensweise, Schadstoffbelastung oder Erkrankungen. Der Test gibt Ihnen Sicherheit, ob Sie den optimalen Schutz für Ihren Stoffwechsel erreichen. Diesen unterschiedlichen Vitaminbedarf nennt man auch biochemische Individualität.

Wie gesund sind Ihre Zellen?

Das oxidative Stress-Profil:

▮ Der *PerOx Test (Lipidperoxidation)* gibt an, wie stark die empfindlichen Fette in den Zellmembranen durch freie Radikale bereits angegriffen (oxidiert) wurden.

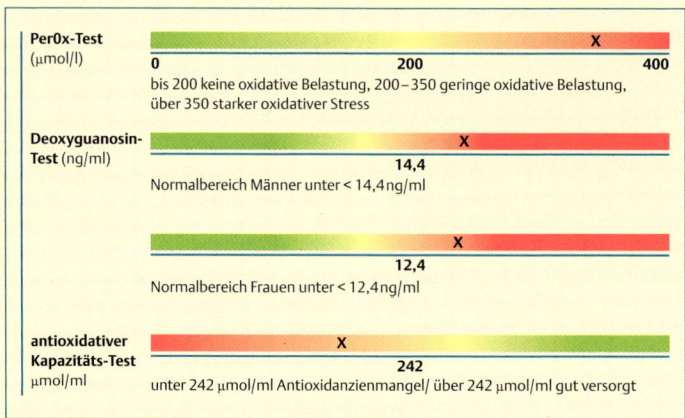

PerOx-Test (µmol/l)		X	
	0	200	400
	bis 200 keine oxidative Belastung, 200–350 geringe oxidative Belastung, über 350 starker oxidativer Stress		
Deoxyguanosin-Test (ng/ml)		X	
		14,4	
	Normalbereich Männer unter < 14,4 ng/ml		
		X	
		12,4	
	Normalbereich Frauen unter < 12,4 ng/ml		
antioxidativer Kapazitäts-Test µmol/ml	X		
		242	
	unter 242 µmol/ml Antioxidanzienmangel/ über 242 µmol/ml gut versorgt		

▮ Der *Deoxyguanosin-Test* (OHdG-Test) misst, ob vermehrt DNA-Bruchstücke, also Bruchstücke der Erbsoftware von Zellen, entstehen. Wenn freie Radikale erst einmal durch die Zellmembran durch und so im Inneren der Zelle sind, dann können Teile der DNA geschädigt werden. Sie können dies auf der Abbildung noch einmal sehen.

Wie gut ist Ihre antioxidative Kapazität?

▮ Der Test auf antioxidative Kapazität zeigt, ob Ihre Schutzsysteme gegen freie Radikale einwandfrei funktionieren.

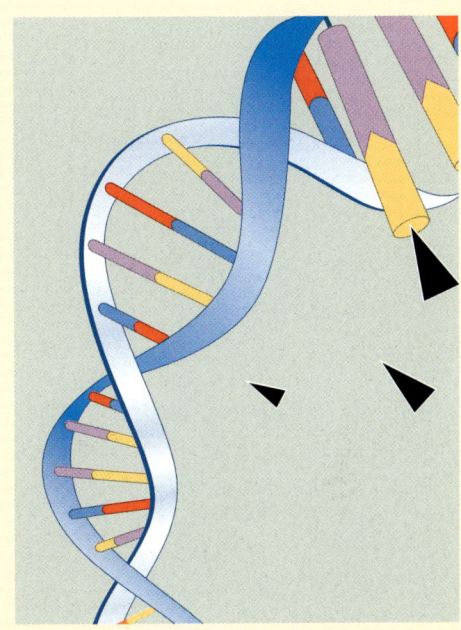

Freie Radikale schädigen die DNA-Software. Herausgelöste Stücke der Erbsoftware kann man als oxidative Schäden messen.

So liest man den Test

Dieses oxidative Stress-Profil zeigt folgende Ergebnisse:

Das »X« im Balkendiagramm oben ist immer der gemessene Wert für die getestete Person.

PerOx-Test weist bei diesem Patienten eine vermehrte Zerstörung von Fetten in den Zellmembranen nach.

Der *Deoxyguanosin-Test* ist ebenfalls erhöht und zeigt, dass vermehrt DNA-Schäden am Erbgut des Patienten entstehen.

Die *antioxidative Kapazität* liegt im unteren Bereich. Der Grund für die Zellschäden liegt somit offenbar in einer Unterversorgung mit Antioxidanzien.

Wer misst mögliche Zellschäden und meinen Bedarf an Antioxidanzien?

Es gibt wenige qualifizierte medizinische Speziallabore, die auf die Durchführung solcher Tests spezialisiert sind. Konsultieren Sie Ihren Arzt zur Blutentnahme und bitten Sie ihn, Ihre Blutprobe an ein solches Labor zu schicken. Die Qualität des Labors ist ganz entscheidend für die Zuverlässigkeit des Ergebnisses. Name und Adresse von einem ausgewählten Speziallabor finden Sie im Anhang. (S. 169).

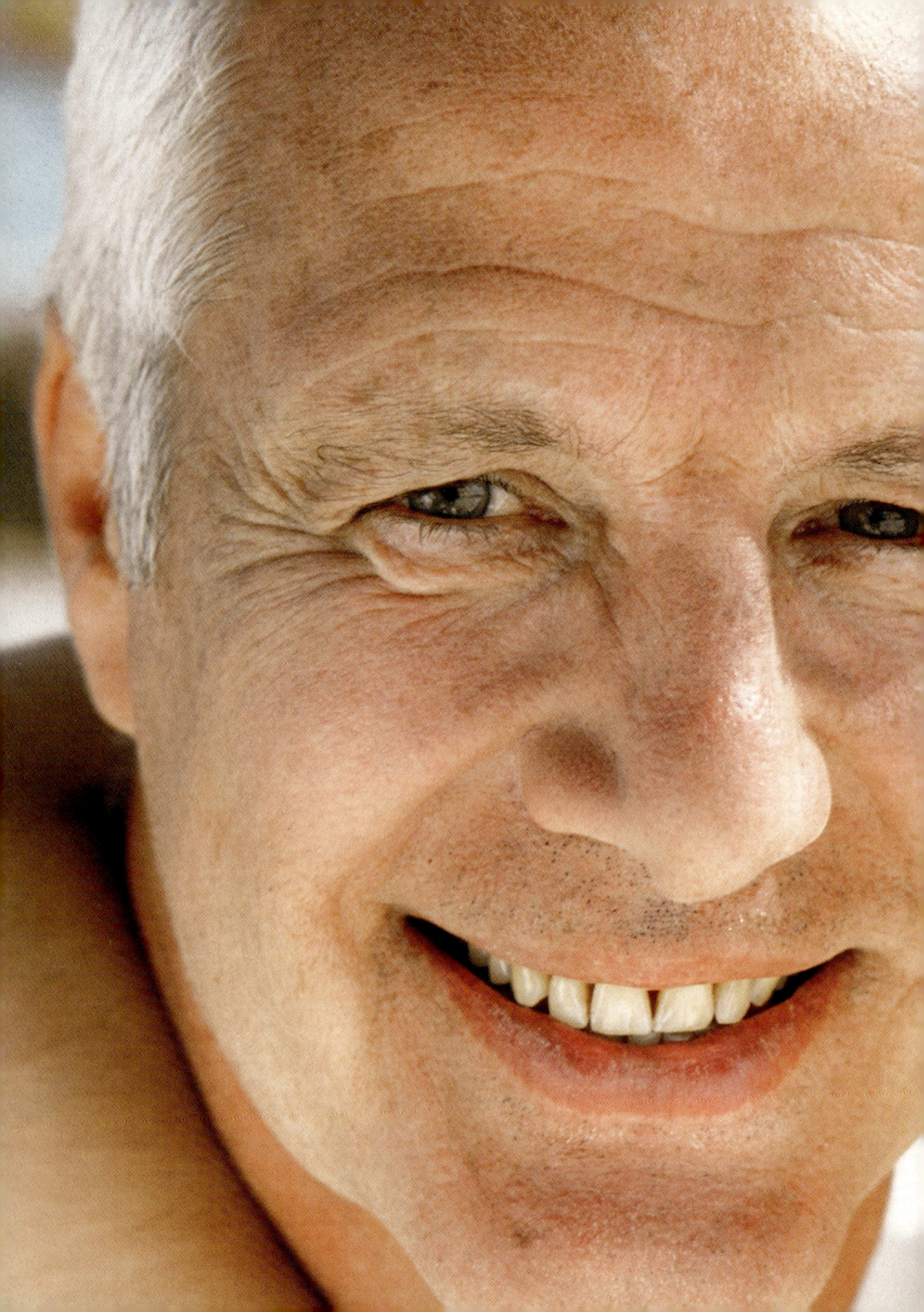

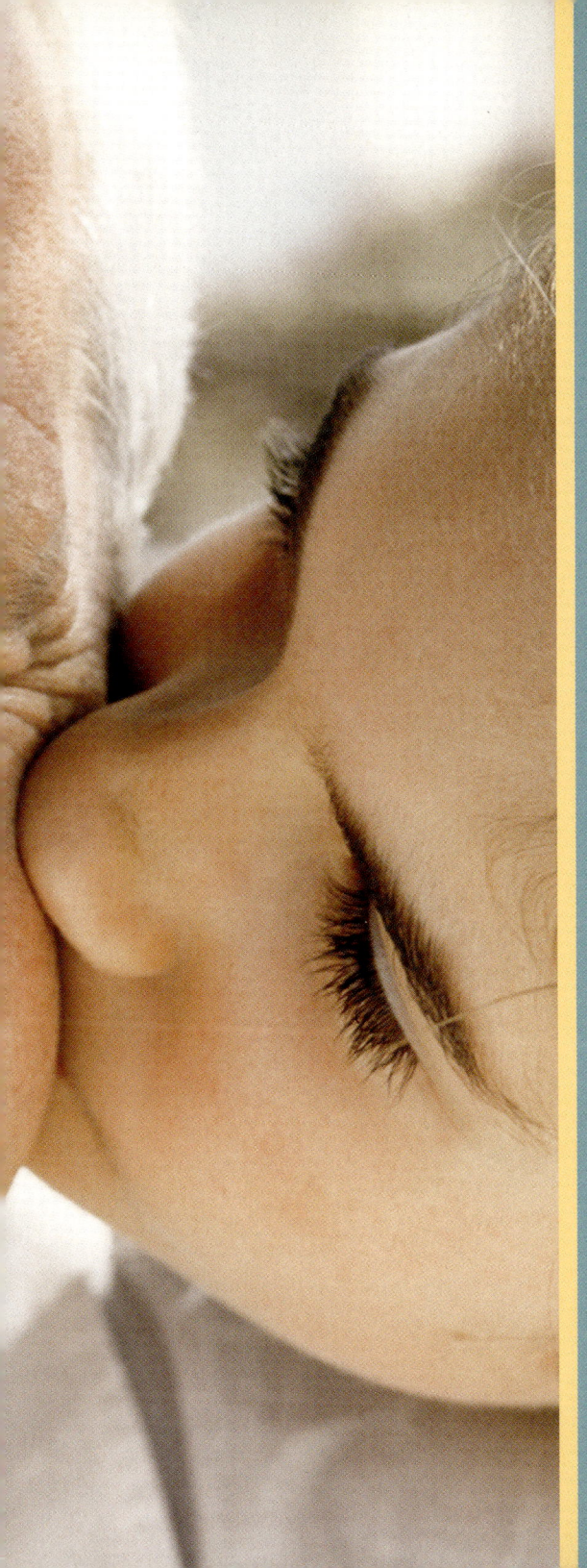

Vitamine – die Versicherungspolice

Warum senken Vitamin C und E Herz-Kreislauf-Erkrankungen? Wieso verdoppelt ein B-Vitaminmangel das Risiko für Herz-Kreislauf-Erkrankungen? Wie vermindern zusätzliches Vitamin D und Folsäure die häufigsten Krebserkrankungen? Wie schützen Antioxidanzien das Gehirn? Wieso senken B-Vitamine das Risiko von Demenz? Wie baut man ein starkes Knochengerüst und vermeidet Osteoporose? Wie schützen Antioxidanzien die Augen?

Todesursache Nr. 1: Herz-Kreislauf-Erkrankungen

Herz-Kreislauf-Erkrankungen stehen mit 45 % der Todesfälle an der Spitze der Todesursachen in der westlichen Welt. Jeder zweite Deutsche stirbt daran.

Risikofaktoren

Vitaminmangel trägt erheblich zur Entstehung von Herz-Kreislauf-Erkrankungen bei:

▮ Risikofaktor 1: Verstopfte Arterien durch oxidierte Blutfette, da zu wenig Vitamin C, Vitamin E, Selen und andere pflanzliche Antioxidanzien im Blut enthalten sind.
▮ Risikofaktor 2: Hohe Homocystein-blutwerte, da Homocystein wegen niedriger Mengen an Vitamin B_6, Folat / Folsäure und Vitamin B_{12} nicht abgebaut werden kann.

Durch zusätzliche Mikronährstoffe lassen sich diese Risikofaktoren halbieren. Wahrscheinlich werden jetzt manche Leser denken:

▮ »Eine solche Vorsorge wäre ja zu einfach und zu billig.«
Sie treffen mit dieser Aussage ein Kernproblem des Gesundheitswesens:

Vitamine sind preiswert und nicht patentierbar. Teure Zulassungsverfahren für Vitamine als verschreibungsfähige Arzneimittel sind daher auch nicht ansatzweise rentabel für die pharmazeutische Industrie. Da wegen des Arzneimittelgesetzes aber nur zugelassene Medikamente medizinische Aussagen auf dem Beipackzettel machen dürfen, werden Sie trotz der vielen wissenschaftlichen Studien aus rechtlichen Gründen auf keiner Vitaminpackung je irgendeine medizinische Aussage finden.

▮ »Mein Arzt hat mich noch nie darauf aufmerksam gemacht.«
Die aufregendsten Studien wurden Mitte der 90er Jahre ausgewertet. Es dauert circa 20 Jahre, bis wissenschaftliche Ergebnisse sich durchsetzen – falls sie in der ärztlichen Praxis überhaupt je Anwendung finden. Von 100 wissenschaftlichen Neuerungen gelangen tatsächlich nur 5 nach 20 Jahren in die Praxis der Ärzte. Das zeigt ein 21 Millionen Euro teures Forschungsprojekt, das vom Bundesgesundheitsministerium und den Krankenkassen gemeinsam durchgeführt wurde.[2]

■ Mein Arzt sagt: »Dazu gibt es doch gar keine Studien«

Vitamine spielen im ärztlichen Studium kaum eine Rolle. Die meisten Ärzte wissen nur noch, dass man wohl ausreichend Vitamine braucht. Ärzte werden außerdem nicht für die Vermeidung von Krankheiten, sondern für das Verbessern von Symptomen mit Medikamenten bezahlt. Um dem häufig anzutreffenden »Keine-Studien«-Vorurteil entgegentreten zu können, finden Sie in diesem Kapitel immer wieder kurze Tabellen, in denen die

Max Planck formulierte es einmal sehr zutreffend: »Wissenschaftliche Wahrheit setzt sich nicht in der Weise durch, dass ihre Gegner überzeugt werden, sondern vielmehr dadurch, dass die Gegner allmählich aussterben und die nächste Generation von Anfang an mit den neuen Gedanken aufwächst.«

wichtigsten Studien zusammengestellt sind, über die Sie für Ihre Gesundheit Bescheid wissen sollten.

Antioxidanzienmangel und Herz-Kreislauf-Erkrankungen

In den 80er Jahren glaubte man noch, hohe Cholesterinwerte wären der Hauptrisikofaktor bei Herz-Kreislauf-Erkrankungen. Heute weiß man, dass Cholesterin erst dann die Arterien verklebt, wenn es durch freie Radikale oxidiert – wenn es sozusagen ranzig wird –, da zu wenige Antioxidanzien wie Vitamin C und Vitamin E im Blut vorhanden sind.

Wie funktioniert das genau? Stellen Sie sich einmal bildhaft Ihre 240 000 km Blutbahnen vor. Dort werden ständig Blutfettpartikel transportiert. Jedes dieser Fettpartikel beinhaltet unter anderem 1 400 Fettmoleküle, die allzu leicht von freien Radikalen oxidiert

werden können und dann am Arterienrand festkleben. Um dies zu verhindern, sitzen fünf bis neun Vitamin-E-Moleküle auf jedem Blutfettpartikel und fangen dort die freien Radikale ab. Ihre Vitamin-E-Zufuhr bestimmt, wie viele Vitamin-E-Moleküle dort zur Abwehr sitzen. Sechs Studien zeigen: Je höher die Vitamin-E-Zufuhr ist, desto weniger können die Blutfette oxidiert werden.[3]

Viele große Bevölkerungsstudien weisen in die gleiche Richtung. Die Werte von Vitamin E im Blut lassen danach eine höhere Aussagekraft über zukünftige Herzinfarkte zu als die Cholesterinwerte.[4] Hohe Cholesterinwerte konnten in 29 % der Fälle mit Herzinfarkten in Verbindung gebracht werden, niedrige Vitamin-E-Blutwerte hingegen hatten eine Vorhersagekraft in 70 % der Fälle![5]

Niedrige Vitaminwerte – hohes Infarktrisiko

Warum brauchen Sie mit hohen Blutfetten mehr Vitamin E?

Die beiden Risikofaktoren für Herz-Kreislauf-Erkrankungen – hohe Blutfette und niedriges Vitamin-E-Niveau – hängen eng zusammen. Zwei Drittel der Deutschen haben durch eine fettreiche Ernährung und Übergewicht erhöhte Blutfette. So werden heute mehr Blutfette als jemals zuvor in der Evolution durch die Blutbahnen geschifft. Je mehr Blutfette auf diesen Transportwegen unterwegs sind, desto höher ist auch das Risiko, dass diese Fette oxidieren. Durch die erhöhte Fettzufuhr in unserer Ernährung brauchen Sie also mehr Vitamin E als jemals zuvor, um die Sicherheit dieser Fettfracht zu gewährleisten.

Die MONICA-Studie der Weltgesundheitsorganisation (WHO), die in 16 europäischen Ländern durchgeführt wurde, bestätigt dies: In 87 % der Fälle konnte ein Zusammenhang zwischen dem Herzinfarktrisiko und zu niedrigen Vitamin-E- und Vitamin-C-Werten im Blut hergestellt werden. Die Funktion des Vitamin C kennen Sie ja schon: Vitamin C arbeitet Vitamin E wieder auf, indem es freie Radikale vom Vitamin E übernimmt.

Bei Vitamin E erreichen 40 bis 100 % der Bevölkerung mit der Ernährung nicht einmal die Minimalzufuhr von 12 mg pro Tag. Viele Wissenschaftler empfehlen für eine optimale Vorsorge vor Herz-Kreislauf-Erkrankungen 100 mg Vitamin E täglich.

Antioxidanzien verringern Herz-Kreislauf-Erkrankungen

Pro Jahr erleiden 274 000 Deutsche einen Herzinfarkt. Auf den Flugverkehr übertragen entspräche diese Zahl drei Flugzeugabstürzen pro Tag. Niemand würde bei einer solchen Absturzrate ohne Fallschirm in ein Flugzeug steigen, von anderen Vorsichtsmaßnahmen ganz zu schweigen. Bei Herz-Kreislauf-Erkrankungen denken jedoch die wenigsten Menschen an eine Absicherung. Allein mit Vitamin E könnte das Absturzrisiko (= Herzinfarkt) um circa 40 % vermindert werden.

Zwei Harvard-Studien, die über acht Jahre an 87 000 Krankenschwestern[6] und 40 000 Ärzten[7] durchgeführt wurden, zeigten: Das Risiko von Herz-Kreislauf-Erkrankungen konnte um 41 % gesenkt werden, wenn 100 bis

200 mg Vitamin E täglich eingenommen wurden. Einnahmen von Vitamin E über 200 mg zeigten dabei die beste Risikominderung. Die Sterbehäufigkeit sank um circa 34 %.

Hat Ihr Arzt schon einmal Ihren Vitamin-E-Spiegel gemessen?

Wenn Sie eine Herz-Kreislauf-Erkrankung oder hohe Blutfette haben, sollte er dies tun. Hat er Ihnen überhaupt Vitamin E empfohlen? Übrigens: Viele Kardiologen (Herzspezialisten) nehmen selbst Vitamin E ein. In einer Umfrage unter den 181 führenden amerikanischen Kardiologen nahmen 39 % der Kardiologen selbst Vitamin E ein![8]

So senkt Vitamin E das Risiko von Herz-Kreislauf-Erkrankungen

Am besten kann man die risikosenkende Wirkung von Vitamin E bei Herz-Kreislauf-Erkrankungen in Langzeitstudien mit (noch) Gesunden sehen. Denn Vitamin E wirkt vor allem in der Prävention – der Verhinderung – von Herz-Kreislauf-Erkrankungen.
Ob und wie Vitamin E das Sterberisiko bei Patienten bei einer bereits bestehenden Herz-Kreislauf-Erkrankung senkt, wird noch erforscht. Manche Studien mit diesen Patienten zeigen keine Wirkung, andere Studien wie von der Universität Cambridge zeigen aber eine 70%ige Verringerung des Risikos für einen zweiten Herzinfarkt.[9] Hierzu

werden zur Zeit weitere Studien durchgeführt.

Sie haben gehört, Vitamin E wäre wirkungslos?

Wichtig: Wenn Sie von Studien hören oder lesen, in denen Vitamin E nicht das Risiko für Herz-Kreislauf-Erkrankungen abgesenkt hat, handelt es sich mit hoher Wahrscheinlichkeit um Studien mit bereits Erkrankten. Also dem therapeutischen Einsatz von Vitamin E. Da die Boulevardpresse und auch viele Ärzte nicht klar zwischen Präventionsstudien und dem therapeutischen Einsatz von Vitaminen unterscheiden, setzen sich so vollkommen verschwommene Vorurteile über Vitamine fest. Vitamine wirken vor allem im Vorfeld, damit gar nicht erst Schäden entstehen, und hier ist Vitamin E wichtig.

Wie wirkt Vitamin E?

Es wirkt nicht nur als Antioxidans (Oxidationsschutz von Blutfetten), sondern auf vielen Ebenen gegen Herz-Kreislauf-Erkrankungen:

- Vitamin E macht die Blutplättchen weniger klebrig. So haften diese weniger an den Arterien.
- Vitamin E macht das Blut dünnflüssiger. Das Blut fließt dadurch leichter durch verengte Gefäße.
- Vitamin E senkt die Blutgerinnung ähnlich wie Aspirin. Es verlängert die Zeit, in der Sie bluten, bevor sich eine Wunde mit einem Blutgerinn-

sel verschließt. Das ist besonders wichtig bei schon verkalkten, verengten Arterien. Denn Vitamin E vermindert das Risiko, dass ein Blutgerinnsel in einer verengten Arterie den Zugang zum Herzen oder zum Gehirn blockiert. Diese Verschlüsse durch Blutgerinnsel sind die Ursache von zwei Dritteln aller Herzinfarkte und Schlaganfälle.

▪ Vitamin E vermindert wie Aspirin Entzündungsfaktoren. Männer mit einem hohen Spiegel an Entzündungsbotenstoffen erleiden dreimal so häufig Herzinfarkte wie Männer mit weniger Entzündungsbotenstoffen. Und dieses Risiko ist völlig unabhängig von den Blutfetten.[10] Schon seit längerer Zeit weiß man, dass gerade einmal die Hälfte der Herzinfarktpatienten überhaupt hohe Blutfette hat! Es wird immer mehr erkannt, dass eine der Hauptursachen für die Veränderungen an den Blutgefäßen ein entzündlicher Prozess ist. In dieses Geschehen greift Vitamin E positiv ein.

Vitamin E & Omega-3 wirken

▪ Omega-3-Fett wirkt vor allem auf die Entzündungsbotenstoffe. Vitamin E gemeinsam mit zusätzlichen Omega-3-Fetten aus Fisch senkt das Risiko für Herz-Kreislauf-Erkrankungen am stärksten. Fette sind nicht das Thema dieses Buches, aber

Sie können mehr erfahren über den wichtigen Ölwechsel mit weniger Killerfetten und mehr guten Fetten in meinem Buch »Fit mit Fett«. Ein »Ölwechsel« kann Herz-Kreislauf-Erkrankungen halbieren. Interessant ist aber auch hier: Vitamin E + Omega-3-Fett ist ein unschlagbares Team. Vitamin E senkt das Risiko noch einmal gut um 20 % weiter ab, als es Omega-3-Fett alleine vermag.

Professor Lauterbach vom Institut für Gesundheitsökonomie der Universität Köln hat errechnet, dass sich mit Vitamin E jährlich 4,6 Milliarden Euro im deutschen Gesundheitssystem einsparen ließen.

Warum brauchen wir mehr Vitamin E?

Wir essen seit circa 100 Jahren doppelt so viel Fett wie in den letzten 2 Millionen Jahren Menschheitsgeschichte. Unser Stoffwechsel ist noch nicht darauf angepasst. Satte 35–40 % der täglichen Kalorienaufnahme kommen aus klebrigem Fettschmodder. Die Arterien werden damit nach einer fetten Mahlzeit überflutet. Damit das viele Fett überhaupt sicher durch die Blutbahnen transportiert werden kann, brauchen Sie viel mehr Vitamin E zum Schutz vor freien Radikalen.

Studien: Vitamin E senkt das Risiko für Herz-Kreislauf-Erkrankungen

Studienteilnehmer	Zeitraum	Ergebnis
87 245 Frauen	10 Jahre	↓ 41 % weniger Risiko für tödliche Herz-Kreislauf-Erkrankungen gegenüber Studienteilnehmern, die kein Vitamin E einnahmen[11]
39 910 Männer	4 Jahre	↓ 32 % weniger Risiko für tödliche Herz-Kreislauf-Erkrankungen gegenüber Studienteilnehmern, die kein Vitamin E einnahmen[12]
5 133 Frauen und Männer	12 Jahre	↓ 32 % weniger Risiko für tödliche Herz-Kreislauf-Erkrankungen[13]
11 178 Männer, Frauen	8 Jahre	↓ 41 % weniger Risiko für tödliche Herz-Kreislauf-Erkrankungen[14]
Omega-3-Fett senkt Herz-Kreislauf-Erkrankungen		
76 000 Frauen	10 Jahre	↓ 43 % weniger Risiko für tödliche Herzinfarkte bei hohem Verbrauch Omega-3-haltiger Öle[15]
Vitamin E + Omega-3 ein unschlagbares Team		
76 000 Frauen	10 Jahre	↓ 64 % weniger Risiko für tödliche Herzinfarkte bei hohem Verbrauch Omega-3-haltiger Öle und zusätzlichem Vitamin E[16]

Wie viel Vitamin E wird tatsächlich gebraucht?

Man hat ein Abbauprodukt des Vitamin E im Urin gefunden.[17] Das Abbauprodukt erscheint ab der täglichen Aufnahme von circa 100 mg Vitamin E. Das entspricht der 5-fachen Dosierung der DGE-Empfehlung. Da wird man doch wach! Erst ab 100 mg wird also ein Teil des Vitamins E ausgeschieden. Aber nur ein Teil. Ein weiterer Teil wird gespeichert in den Augen, in den Zellmembranen und auf den Blutfetten als Schutz vor freien Radikalen. Täglich 100 mg zusätzliches Vitamin E werden von Wissenschaftlern empfohlen. Diese Menge können Sie aus Lebensmitteln kaum bekommen. Sie müssten dazu einen halben Liter Olivenöl pro Tag trinken.

Welches ist das beste Vitamin E?

Künstliches Vitamin E ist nur halb so wirksam wie natürliches. Das heißt: 400 mg künstliches entsprechen der Wirkung von 200 mg natürlichem Vitamin E. Lesen Sie die Packungsbeilage. Natürliches Vitamin E ist d-alpha-Tocopherol und künstliches dl-alpha-Tocopherol.

Wie nimmt man Vitamin E ein?

Immer mit dem Essen, nie auf nüchternen Magen, denn Vitamin E ist fettlöslich und man vervielfacht damit die Aufnahme in die Blutbahn.

Vitamin C senkt Herz-Kreislauf-Erkrankungen

Vitamin C senkt das Risiko für Herz-Kreislauf-Erkrankungen. So wirkt Vitamin C:

▮ Es fängt freie Radikale ab und schützt so die aufgenommenen Fette vor Oxidation.

▮ Es übernimmt freie Radikale von anderen Antioxidanzien und macht diese dadurch wieder einsatzbereit.

▮ Durch die Verminderung von freien Radikalen werden weniger Entzündungsbotenstoffe produziert. Diese Botenstoffe sind einer der Hauptgründe für Herz-Kreislauf-Erkrankungen.

▮ Vitamin C stellt die flexible Funktionsfähigkeit der Arterienwand wieder her, damit diese sich unter höherem Druck entsprechend dehnen kann und gefährliche Minirisse vermieden werden.

▮ Außerdem werden Ablagerungen an den Arterien – die sogenannte Arterienverkalkung – vermindert.

Wie funktionieren Studien?

Fänden Sie es nicht auch spannend, bei Gesunden zu beobachten welche Krankheiten sie bekommen, wenn sie

Studien: Vitamin C senkt das Risiko für Herz-Kreislauf-Erkrankungen

Studienteilnehmer	Zeitraum	Ergebnis
85 118 Frauen	16 Jahre	↓ 28 % weniger Risiko für Herz-Kreislauf-Erkrankungen, bei Teilnehmern, die zusätzliches Vitamin C einnahmen. Vitamin-C-haltige Ernährung alleine führte nicht zu einer Verringerung des Risikos.[18]
11 348 Männer und Frauen	10 Jahre	↓ 25 % weniger Risiko für Herz-Kreislauf-Erkrankungen bei Frauen und ↓ 42 % bei Männern, die mit Ernährung und zusätzlichem Vitamin C eine Zufuhr von mindestens 300 mg erreichten.[19]
292 172 Männer und Frauen	Analyse von 9 Studien	↓ 25 % weniger Risiko für Herz-Kreislauf-Erkrankungen bei Teilnehmern, die mehr als 700 mg zusätzliches Vitamin C einnahmen.[20]
2 000 Männer und Frauen	20 Jahre	↓ 29 % weniger Risiko für Schlaganfälle bei Teilnehmern mit den höchsten Vitamin-C-Blutwerten, verglichen mit den Teilnehmern mit den niedrigsten Vitamin-C-Blutwerten.[21]
2 773 Männer und Frauen		↓ 33 % weniger Risiko für Herz-Kreislauf-Erkrankungen bei Teilnehmern mit den höchsten Vitamin-C-Blutwerten, verglichen mit Teilnehmern mit den niedrigsten Vitamin-C-Blutwerten.[22]

Interessant: In den Studien verminderte eine Vitamin-C-reiche Ernährung alleine kaum das Risiko für Herz-Kreislauf-Erkrankungen. Erst eine höhere Vitamin-C-Zufuhr durch Vitaminzugabe senkt das Risiko um circa 25 %. Der Grund: Erst ab täglich 400 mg Vitamin C sind die Zellen optimal mit Vitamin C gesättigt für das Abfangen von freien Radikalen.[23] Erst ab 500 mg sieht man in den Studien eine Wiederherstellung der Produktion von Nitritoxid, das für die flexible Dehnung der Arterienwand verantwortlich ist. Da Vitamin C nebenwirkungsfrei und sicher höher dosiert werden kann, sollte man diese Chance nutzen.

der Harvard-Universität und gut zwei Dutzend Statistiker, Ärzte und Doktoranden.

Woher weiß man nun, dass Vitamin C Herz-Kreislauf-Erkrankungen verringert und nicht etwa ein anderer Nährstoff? Die Studien und die Datenbanken sind so immens groß, dass man eine Gruppe »Teilnehmer mit ähnlicher Vitamin-C-Zufuhr« in viele Untergruppen einteilen kann. Je nachdem, was Sie sonst noch essen und welche Risikofaktoren sie haben. So können die verschiedensten Vitamine und Nahrungsmittel separat auf ihre Wirkung hin analysiert werden. Man kann auch in den Untergruppen verschiedene Risikofaktoren, wie z.B. Rauchen, Übergewicht, wenig Sport statistisch genau auswerten, um zu überprüfen, ob dies das Ergebnis beeinflusst. Nach diesen Auswertungen weiss man, dass das Ergebnis »Vitamin C senkt das Risiko für Herz-Kreislauf-Erkrankungen« tatsächlich zutrifft, da man alle Risikofaktoren und andere Nährstoffe mit in die Analysen einbezogen hat. Das können kleinere Studien nicht, da deren Zahlen nicht aussagekräftig genug sind. Sie begegnen den Ärzten und Krankenschwestern in diesem Buch noch an mehreren Stellen.

sich so oder so ernähren? Genau das machen die Harvard-Studien. Sie verfolgen seit 20 Jahren, wie es 167 000 Personen geht, die alle zu Beginn der Studie gesund ohne Herz-Kreislauf-Erkrankungen, Krebs oder Diabetes waren. An diesen Harvard-Studien nehmen seither 116 000 Krankenschwestern und 51 500 Ärzte teil. Regelmäßig werden deren Essverhalten und andere Daten erhoben. Ärzte und Krankenschwestern waren eine gute Wahl, denn sie können am zuverlässigsten ärztliche Diagnosen und Veränderungen ihres Gesundheitszustandes mitteilen. Es sind weltweit die größten Beobachtungsstudien dieser Art. Sie beschäftigen sechs Professoren

Selenmangel und Herz-Kreislauf-Erkrankungen

Außer den Vitaminen C und E hat der Körper auch noch eigene antioxidative Enzyme, die freie Radikale abfangen. Hauptbestandteil dieser Enzyme ist das Spurenelement Selen, das dafür sorgt, dass die Blutfette nicht »ranzig« werden, und den Herzmuskel stabil hält. Es ist interessant, die Selen-Blutwerte von Herzinfarktpatienten mit denen von Nicht-Herzinfarktpatienten zu vergleichen. Das nennt man Fallkontrollstudien. In 11 solcher Studien zeigte sich eine Risikoabsenkung von Herz-Kreislauf-Erkrankungen von 57 %.[24] Auch wenn die Selenstudien nicht so eindeutig wie bei Vitamin C und E sind, geht der Schutz vor freien Radikalen mit diesem Spurenelement doch in die gleiche Richtung. Einleuchtend: Gerade die Studien, in denen ein erheblicher Selenmangel behoben wurde, schneiden besonders gut ab.

Folsäure verringert Homocystein

Haben Sie schon einmal Homocystein messen lassen?

Nein? Kennen Sie den Begriff überhaupt? Viele Ärzte machen diese Messungen immer noch nicht standardmäßig. Dabei ist Homocystein einer der wichtigsten Risikofaktoren für Herz-Kreislauf-Erkrankungen. Tragischerweise wissen laut einer Umfrage der Universität Bonn überhaupt nur 5 % der Internisten, was Homocystein ist und dass es durch bestimmte B-Vitamine gesenkt werden kann. Menschen mit hohen Homocystein-Werten haben ein dreimal höheres Herzinfarktrisiko als Personen mit Normalwerten. Das Schlaganfallrisiko steigt sogar um das 4-fache an.

Gefährliche Homocysteinwerte

Ihre Homocystein-Werte sollten idealerweise unter 10 µmol/l liegen. Höhere Werte deuten auf einen Vitamin-B-Mangel hin. Denn Homocystein kann beim Fehlen von Folat, Vitamin B_6 und Vitamin B_{12} nicht abgebaut werden. Dadurch steigen die Homocystein-Werte an und führen zu Arterienverkalkung. So gibt der Test auf Homocystein interessanterweise am besten darüber Aufschluss, ob Sie genügend B-Vitamine bekommen. Ein zu hoher Wert zeigt: Ihren genetischen Stoffwechsel versorgen Sie ungenügend mit B-Vitaminen. Anhand dieses objektiven Wertes ist auch eine lästige Diskussion über »pro & contra Vitamine« schnell beendet. Ganz anders verhält es sich, wenn Sie die B-Vitamine im Blut messen. Hier bekommen Sie oft das Ergebnis: »Sie liegen in der Norm«. Aber welche Norm ist das? Den Durchschnittswert aller sich schlecht ernährenden Deutschen zur Norm zu erheben, ist ein schlechter Vergleichsmaßstab. Der Homocystein-wert ist daher oft aussagekräftiger, ob sie mit genügend B-Vitaminen versorgt sind.

Übrigens: Zusätzliches Vitamin B_6, Folsäure und B_{12} können die Homocystein-Werte um circa 30% senken. Das zeigen mehr als 25 unterschiedliche Studien.[25] Damit sinkt auch das Herzinfarktrisiko dramatisch. Zirka 80% der Männer und 90% der Frauen decken nicht den empfohlenen Minimalbedarf an Folat! Zwischen 50% und 90% nehmen zu wenig Vitamin B_6 zu sich. Ältere Menschen ab 70 Jahren haben fast immer Vitamin-B_{12}-Mangel, da sie Vitamin B_{12} kaum noch absorbieren. Deswegen sinkt entsprechend das Risiko für Schlaganfälle bei Älteren um 21%, wenn hoch dosiert Vitamin B_{12} eingenommen wird.[26, 27]

Vitaminpillen senken das Risiko für Herz-Kreislauf-Erkrankungen besser

Kommen wir noch einmal auf die 80 000 Krankenschwestern der oben erwähnten Harvard-Studie zurück. Die Krankenschwestern mit der höchsten Vitamin-B_6- und Folat / Folsäure-Zufuhr (also Folat aus Ernährung und Folsäure aus Vitaminpillen zusammen) hatten 45% weniger Herzinfarkte über 14 Jahre.[28] Wichtig zu wissen: Folat ist das empfindlichste aller Vitamine. Es geht zu 90% durch Lagerung und Kochen verloren. Daher untersuchte man, ob die Verwenderinnen von Multivitaminpräparaten mit der stabilen hitze- und lagerunempfindlichen Folsäure insgesamt besser abschnitten als die Frauen, die allein durch eine gemüsereiche Ernährung ihren Bedarf an Folat deckten. Das Ergebnis: Die Verwenderinnen von Multivitaminpräparaten schnitten in der Risikosenkung um 25% besser ab als die Teilnehmerinnen, die sich nur auf Obst und Gemüse verließen.

Noch zuverlässiger als die Befragung nach der regelmäßigen Einnahme von Vitaminpräparaten sind natürlich Folat-Blutwerte. Bei hohen Folat-Blutwerten ist die Verminderung des Schlaganfall-risikos mit 65% am deutlichsten.

Tipp

Folsäure ist hitzestabil und wird deswegen in Vitaminprodukten anstelle von Folat eingesetzt. 400 mcg Folsäure sollten Sie täglich ergänzen. Wichtig: Schauen Sie immer auf die Zusammensetzung von Multivitaminpräparaten. In vielen deutschen Präparaten ist keine Folsäure enthalten oder in zu geringer Menge.

Neu: Eine hohe Folsäurezufuhr durch Vitaminpillen (800 mcg) senkt auch das Risiko für Bluthochdruck, der die Hauptursache für 50 % der Herzinfarkte und 70 % der Schlaganfälle ist. Mit der Ernährung alleine ist diese Zufuhr nicht zu erreichen. Bei Folsäure zeigt sich ganz klar, wie eine zusätzliche Vitaminzufuhr eine deutliche Risikosenkung gegenüber einer ausgewogenen, guten Ernährung alleine erreicht. Warum so viele Studien? Nun: Wenn Ihr Arzt das nächste Mal zu Ihnen sagt, es gäbe zu diesem oder jenem Thema keine verlässlichen Studien, dann ordnen Sie sein Unwissen einfach richtig ein.

Man hat errechnet, dass in den USA jährlich 56 000 Todesfälle aufgrund

Studien: Zusätzliche Folsäure vermindert Herz-Kreislauf-Erkrankungen, Schlaganfälle und senkt den Blutdruck.

Studienteilnehmer	Zeitraum	Ergebnis
70 082 Frauen	14 Jahre	↓ **45 %** weniger Risiko für Herz-Kreislauf-Erkrankungen bei Frauen mit der höchsten Zufuhr von Folat/Folsäure aus der Ernährung und Vitaminen zusammen[29]
43 732 Männer	14 Jahre	↓ **29 %** weniger Risiko für die Schlaganfälle, die durch Minderdurchblutung verursacht sind, bei höchster Zufuhr von Folat/Folsäure[30]
Überblicksanalyse über 8 Studien		↓ **18 %** weniger Risiko für Schlaganfälle durch zusätzliche Folsäuregabe. ↓ **28 %** weniger Risiko für Schlaganfälle bei länger als dreijähriger Folsäuregabe[31]
1 015 Männer	10 Jahre	**Folatblutwerte** ↓ **65 %** weniger Risiko für Schlaganfälle bei Männern mit den höchsten Folatblutwerten gegenüber Männern mit niedrigsten Folatblutwerten[32]
93 803 jüngere Frauen (27–44 Jahre) 62 260 ältere Frauen (43–70 Jahre)	8 Jahre	**Folsäure und Blutdruck** Bei 800 mcg zusätzlicher Folsäure: ↓ **45 %** weniger Risiko für hohen Blutdruck bei jüngeren Frauen ↓ **39 %** weniger Risiko für hohen Blutdruck bei älteren Frauen[33]
2 155 Männer und Frauen über 66 Jahre	11 Jahre	**Ältere und zusätzliches Vitamin B_{12}** ↓ **21 %** weniger Risiko für Schlaganfälle und Herz-Kreislauf-Erkrankungen bei einer hochdosierten Vitamin-B_{12}-Zufuhr[34]

von Herz-Kreislauf-Erkrankungen vermieden werden könnten, wenn der Folatmangel behoben würde. Für Deutschland geht Professor Pietrzik von der Universität Bonn von 15 000 Todesfällen pro Jahr aus.

In den USA werden seit 1998 alle Getreideprodukte gesetzlich mit Folsäure angereichert, um den Folatmangel auszugleichen. Eine Maßnahme, die Cents kostet, aber Milliarden Dollar einzusparen hilft. In Deutschland ist eine solche Regelung noch nicht in Sicht.

> **GUT ZU WISSEN**
>
> ### Wirkstoffe gegen Herz-Kreislauf-Erkrankungen
>
> Vitamine C und E sowie Selen verhindern die Oxidation von Blutfetten. Vitamin C und E wirken aber auch auf anderen Ebenen gegen Herz-Kreislauf-Erkrankungen. Folsäure, Vitamin B_6 (und bei älteren Menschen auch Vitamin B_{12}) senken die Homocystein-Werte. Frühzeitig eingesetzt helfen zusätzliche Mikronährstoffe so die Risiken für Herz-Kreislauf-Erkrankungen stark zu senken.

Kalium & Magnesium gegen hohen Blutdruck

Wir leben in jeder Beziehung in einer Hochdruck-Gesellschaft. 15 Millionen Deutsche haben hohen Blutdruck. Dies ist die Hauptursache für 50 % der Herzinfarkte und 70 % der Schlaganfälle. 45 % der Todesfälle der über 65-Jährigen gehen auf das Konto von zu hohem Blutdruck. Jeder Dritte über 50 Jahre und jeder Zweite über 70 Jahre hat ihn. 30 % der Patienten mit Bluthochdruck wissen nicht einmal, dass sie ihr Herz und ihre Blutgefäße ständig unter Druck setzen und dadurch fortlaufend beschädigen. Stellen Sie sich vor: Sie fahren mit einem zu prallen Reifen Tag für Tag durch 100 000 Schlaglöcher. Würden Sie nicht tun? So aber setzt Bluthochdruck dem Herzen zu. Dessen Hauptursache ist Übergewicht. Gewichtsabnahme senkt den Blutdruck sofort.

Erstaunlich: Auch Kalium und Magnesium konnten in Studien den Bluthochdruck unabhängig von einer Gewichtsabnahme senken. Das Risiko für Herz-Kreislauf-Erkrankungen und Schlaganfälle sinkt so mit mehr kaliumreichem Obst & Gemüse um circa 30–40 %. Eine fast unüberschaubare Anzahl von Studien belegt auch den erfolgreichen Einsatz von Magnesium bei Herz-Kreislauf-Erkrankungen wie akutem Myokardinfarkt, Herzrhythmusstörungen, Angina pectoris, Herzmuskelschwäche, Herzklappenfehler und Schlaganfall. Und wieder dieses Phänomen: Magnesium ist nicht paten-

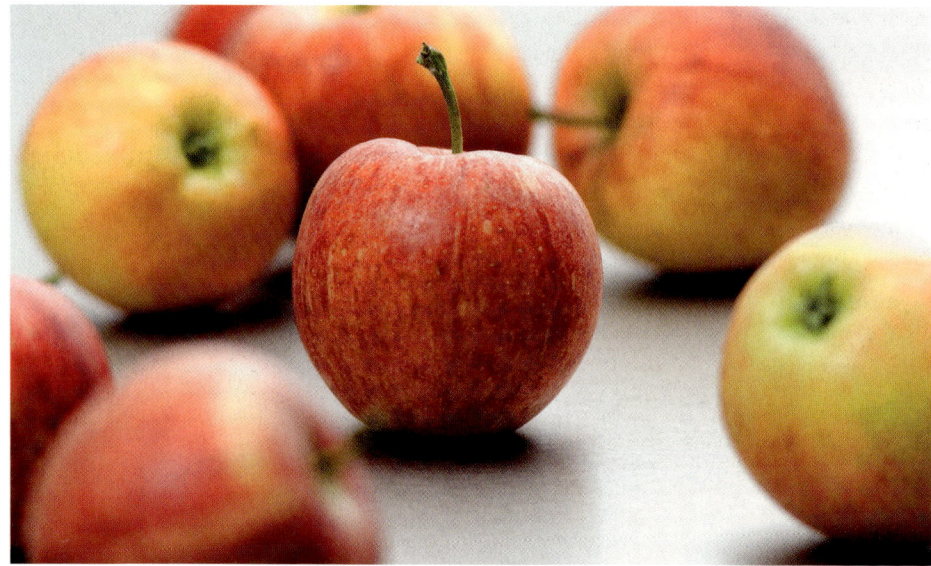

Vitamine sind kein Ersatz für gute Ernährung, sondern nur ein Zusatz. Nutzen Sie das ganze Netzwerk der antioxidativen Pflanzenstoffe aus Obst & Gemüse.

tierbar und kostet Cents im Vergleich zu den vielen pharmazeutischen Produkten.

Dieses Buch konzentriert sich hauptsächlich auf Vitamine und Anti-oxidanzien. Mehr zu Mineralien, Blutdrucksenkung und Herz-Kreislauf-Erkrankungen finden Sie in meinem Buch »Mineralien – das Erfolgsprogramm«.

Obst & Gemüse gegen Herz-Kreislauf-Erkrankungen

Die zusätzliche Vitamin-C-Zufuhr (400 mg), Vitamin-E-Zufuhr (100 mg), Folsäurezufuhr (400 mcg) haben, selbst bei einer obst- und gemüsereichen Ernährung, in den Studien eine statistisch unabhängige, risikosenkende Wirkung bewiesen. Grund ist wohl, dass sich diese hohe Zufuhr allein über die Ernährung mit Obst & Gemüse nicht erreichen lässt. Zusätzliche Vitamine wirken also. Vitamine sollten aber keine Ausrede für eine schlechte Ernährung sein! Vitamine sind kein Ersatz, sondern ein Zusatz in dem Netzwerk der verschiedenen Antioxidanzien. Obst und Gemüse senken das Risiko für Herz-Kreislauf-Erkrankungen um circa 30 %: Pflanzliche Antioxidanzien vermindern die Oxidation von Blutfetten, B-Vitamine senken das Homocystein, Ballaststoffe senken die Blutfette, Kalium und Magnesium senken den gefährlichen Blutdruck und damit das Risiko für Schlaganfälle und Herzinfarkte. Tatsächlich haben in den Harvard-Studien vor allem grünes Blattgemüse und Brokkoli (also Gemüse mit viel Folat) und Zitrusfürchte (das heißt Vitamin-C-reiche Früchte) am besten abgeschnitten.[35, 36] Es sind also genau die Vitamine, die auch die größten Risikosenker in den Vitaminstudien waren.

Jede zusätzliche und täglich gegessene Portion Obst und Gemüse senkt das Risiko für Herz-Kreislauf-Erkrankungen und Schlaganfälle um 5–6 %. Essen sie also so viel Obst und Gemüse, wie Sie schaffen können. Mindestens aber 5 × am Tag.

Studien: Obst und Gemüse senkt das Risiko für Herz-Kreislauf-Erkrankungen und Schlaganfälle

Studienteilnehmer	Zeitraum	Ergebnis
Überblicksanalyse über 11 Studien mit 278 459 Männern und Frauen	11 Jahre (Durchschnitt aller Studien)	↓ **27 %** weniger Risiko für Herz-Kreislauf-Erkrankungen bei Teilnehmern, die 5 Portionen Obst & Gemüse gegenüber nur 3 Portionen dauerhaft gegessen haben.[37]
Überblicksanalyse über 8 Studien mit 257 551 Männern und Frauen	13 Jahre (Durchschnitt aller Studien)	↓ **26 %** weniger Risiko für Schlaganfälle bei Teilnehmern, die 5 Portionen Obst & Gemüse gegenüber nur 3 Portionen täglich gegessen hatten.[38]
75 596 Frauen und 38 683 Männer	14 Jahre 8 Jahre	↓ **31 %** weniger Risiko für Schlaganfälle, bei Teilnehmern mit der höchsten Obst-&-Gemüse-Zufuhr. Jede tägliche zusätzliche Portion senkt das Risiko um 6 %.[39]
84 251 Frauen und 42 148 Männer	14 Jahre 8 Jahre	↓ **20 %** weniger Risiko für Herz-Kreislauf-Erkrankungen bei Teilnehmern mit der höchsten Obst-&-Gemüse-Zufuhr. Jede tägliche zusätzliche Portion senkt das Risiko um 4 %.[40]

Todesursache Nr. 2: Krebs

Erschreckend: Über 400 000 neue Krebsdiagnosen werden pro Jahr in Deutschland gestellt. Sieht man sich die altersmäßige Verteilung der Todesfälle infolge von Krebs an, stellt man fest, dass die Menschen dieses Schicksal in immer jüngeren Jahren ereilt und dass die Krebshäufigkeit zunimmt. Ist es wirklich reines Schicksal, an Krebs

zu erkranken? Oder bezahlen viele für eine versäumte Vorbeugung? Was würden Sie dafür ausgeben, wenn Sie dieses Risiko um 50 % verringern könnten? Vielleicht mögen Sie diese Fragen für übertrieben halten. Die Studienergebnisse sprechen allerdings eine eindeutige Sprache.

Antioxidanzien senken die Krebshäufigkeit

In einer zusammenfassenden Analyse der Berkeley University wertete Professor Block 164 medizinische Studien über 13 verschiedene Krebsarten aus. In 129 Studien wurde dabei gezeigt, dass die durchschnittliche Krebsrate um 50 % niedriger ist, wenn eine hohe tägliche Antioxidanzien-Zufuhr (Vitamin C, Vitamin E und pflanzliche

Antioxidanzien) erreicht wird. Die vorbeugende Rolle von zusätzlichen antioxidativen Vitaminen und antioxidativen Pflanzenstoffen aus Obst und Gemüse ist für bestimmte Krebsarten heute in der wissenschaftlichen Welt unumstritten.

Das Nationale Krebs-Forschungsinstitut in den USA wertete 47 klinische Studien aus, nur zu der Wirkung von Vitamin C.[42] 34 dieser Studien zeigten, dass sich bei den Teilnehmern mit den höchsten gemessenen Vitamin-C-Werten im Blut das Krebsrisiko halbierte. Der Mechanismus ist immer wieder derselbe: Antioxidanzien verhindern, dass die Zellen und das Erbgut geschädigt werden und dadurch entarten. Bestimmte Antioxidanzien können

Tipp

Das Nationale Krebsinstitut in den USA (NCI) empfiehlt ein Minimum von 225 mg Vitamin C pro Tag, solange keine besonderen Stressfaktoren, wie zum Beispiel Rauchen oder Diabetes, vorliegen. Das entspricht fast der 3-fachen Menge der DGE-Empfehlung.[41]

zusätzlich noch Schwermetalle und andere Schadstoffe binden und zur Ausscheidung bringen.

Viele Studien zeigen einen direkten Zusammenhang zwischen erhöhten Vitamin-C-Werten im Blut und der Senkung des Krebsrisikos:

Krebs von	Anzahl der Studien	Direkter positiver Zusammenhang (statistisch signifikant)
Speiseröhre, Mund, Luftröhre	8	8
Magen	6	6
Lunge	9	5
Bauchspeicheldrüse	6	4
Darm	8	4
Gebärmutter	5	4
Enddarm	5	3
Gesamt	47	34

Vitamine senken die Krebshäufigkeit

Die Natur hat den Vitaminen viele hundert Funktionen im Stoffwechsel zugewiesen. Diese sind nur zum Teil entschlüsselt. Auffällig ist aber, dass genau die Vitamine, an denen wir den größten Mangel haben – nämlich Folat, Vitamin B_6 und Vitamin D – auch besonders wirksam sind in der Verhinderung von bestimmten Krebsformen. Alleine schon die Behebung des Mangels bewirkt hier eine drastische Absenkung der Krebshäufigkeit.

Vitamin-D-Mangel
90 % der Deutschen haben Vitamin-D-Mangel. Vitamin D wird bei Sonnenbestrahlung in der Haut gebildet. Die Sonneneinstrahlung ist bei uns aber in den 6 Wintermonaten sehr gering. Gibt es so etwas wie eine geographische Verteilung von Krebsfällen? Es war Wissenschaftlern aufgefallen, dass die Häufigkeit für Krebs – ausgenommen Hautkrebs – in den nördlichen Bundesstaaten der USA, die wenig Sonne haben, höher war als in den südlichen.[43] Hinzu kommt: Der Mensch wurde in der Evolution nicht als Kunstlichtwesen erschaffen. Tatsächlich halten wir uns aber hauptsächlich in Räumen auf. Der gesamte Stoffwechsel des Menschen ist ursprünglich (und bis heute) auf eine hohe und stetige Vitamin-D-Eigenproduktion durch ein Leben im Freien angelegt. Vitamin D reguliert

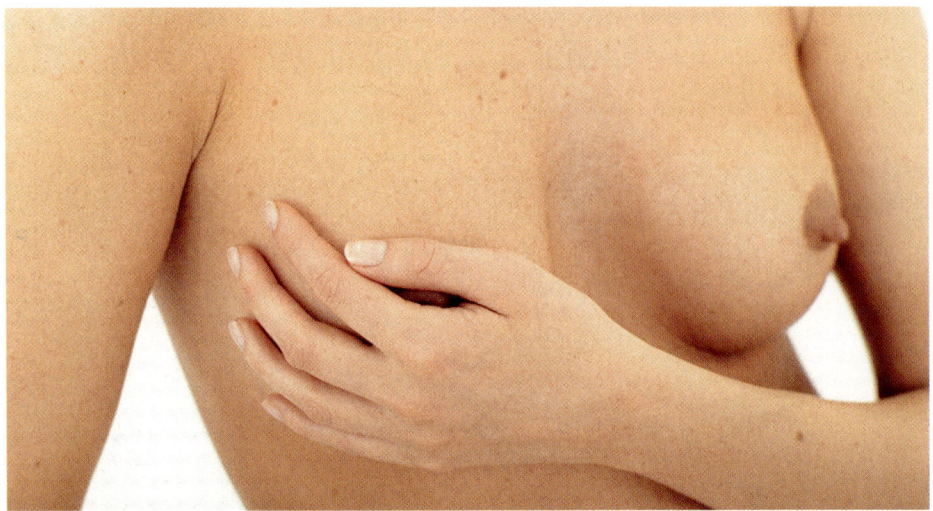

Brustkrebs ist der häufigste Krebs bei Frauen. Vitamin D und Folat senken das Risiko. Weniger Körpergewicht senkt zusätzlich das Risiko

viele hormongesteuerte Prozesse, hat Einfluss auf das Immunsystem, das die Krebszellen entfernt, vermindert die Zellteilung von Krebszellen und fördert die sogenannte Apoptose – das Selbstmordprogramm von Krebszellen. Wen wundert es da noch, dass ein Vitamin-D-Mangel bei der Krebsentstehung eine wichtige Rolle spielt. Keine Frage: Es lohnt sich, den Mangel auszugleichen.

Vitamin D senkt die häufigsten Krebsarten

Vitamine wirken nicht pauschal vorbeugend gegen jede Krebsart. Interessant ist aber, dass Vitamin D gerade auf die häufigsten Krebsarten wirkt. Prostata- und Darmkrebs machen bei Män-

nern 39 % aller Krebsneuerkrankungen aus. Brust- und Darmkrebs bringen es bei Frauen auf 44 % aller Krebsneuerkrankungen.

B-Vitamin-Mangel und die häufigsten Krebserkrankungen

Weitere Mangelkandidaten und ihr Einfluss auf Krebsneudiagnosen: 90 %

Info

Vitamine sind keine Alternativmedizin, sondern wirken auf naturwissenschaftlich nachprüfbare Weise und sind somit Teil der Schulmedizin. Keine Rentenversicherung zahlt Ihnen vergleichbare Beträge aus.

Studien: Vitamin D gegen häufige Krebsarten

Studienteilnehmer	Zeitraum	Ergebnis
47 800 Männer	14 Jahre	↓ **29 %** weniger Risiko an Krebs zu sterben bei hohen Vitamin-D-Blutwerten ↓ **45 %** weniger Risiko für Krebsarten des Verdauungssystems[44]
14 916 Männer	18 Jahre	↑ doppelt so hohes Prostatakrebsrisiko bei niedrigen Vitamin-D-Blutwerten[45]
46 771 Männer und 75 427 Frauen	14 Jahre 16 Jahre	↓ **41 %** weniger Risiko für Bauchspeicheldrüsenkrebs bei hohen Vitamin-D-Blutwerten im Vergleich zu den niedrigen Blutwerten[46]
Überblickanalyse über 5 Studien		↓ **49 %** weniger Risiko für Darmkrebs, bei hoher Vitamin-D-Einnahme[47]
19 000 Männer	13 Jahre	↑ dreimal so hohes Prostatakrebsrisiko bei Männern mit niedrigen Vitamin-D-Blutwerten[48]
88 691 Frauen	16 Jahre	↓ **28 %** weniger Risiko für Brustkrebs bei hoher Vitamin-D-Einnahme[49]

der Deutschen bekommen nicht genügend Folsäure, 60–70 % mangelt es an Vitamin B_6. Die B-Vitamine sind ganz besonders an der wichtigen Reparatur von beschädigter DNA – also Schäden an der Erbsubstanz der Zellen – beteiligt. Erstaunt es nun wirklich noch, dass der Ausgleich dieses Mangels das Risiko für verschiedene Krebserkrankungen drastisch vermindert? Ich möchte Sie mit nachfolgendem Studientelegramm endgültig – falls noch nötig – davon kurieren, dass zusätzliche Vitamine »nichts bringen«. Folat und Vitamin B_6 vermindern Brustkrebs, Eierstockkrebs und Darmkrebs, die zusammen 50 % der Krebsneudiagnosen bei Frauen ausmachen. Bei Männern vermindern diese Vitamine Darm-, Prostata- und wahrscheinlich auch Lungenkrebs, die zusammen 53 % der Krebsneudiagnosen bei Männern ausmachen.

Wie wichtig B-Vitamine sind, zeigt sich vor allem bei Männern und Frauen, die regelmäßig Alkohol trinken. In den Studien reichen schon geringe Mengen an Alkohol. 15 g pro Tag, also 1–2 Gläser Wein. Alkohol baut Vitamin B_6 und Folat so stark ab, dass das Krebsrisiko ansteigt. Die einfache Vermeidung dieses B-Vitamin-Mangels bringt eine vielfache Risikoabsenkung. Ein Beispiel: Die höchsten Folat-Blutwerte vermindern das Risiko für Brustkrebs bei Frauen um 27 %. Bei Frauen, die täglich Alkohol trinken, sogar um 90 %. Ganz ähnlich bei Eierstockkrebs: Eine hohe Folatzufuhr senkt hier das Risiko um 33 %. Bei Frauen, die täglich Alkohol trinken, sogar um 74 %[50] (siehe auch Seite 51).

Multivitaminpräparat zum Schutz

Machen wir uns nichts vor: Es ist doch kaum zu schaffen. In unserer stressigen, modernen Gesellschaft, in der Arbeitsplatz und Wohnung räumlich immer weiter auseinander liegen und wir immer öfter aushäusig essen, in der wir Lebensmittel lagern und erhitzen: Wie will man da täglich auch nur die Minimalzufuhr für Folat und Vitamin B_6 erreichen? Zur Prävention von Herz-Kreislauf-Erkrankungen und Krebs sollte man definitiv zur Spitzengruppe mit der besten Zufuhr und den höchsten Blutwerten gehören. Bei den erheblichen Vitaminverlusten durch Lagerung und Verarbeitung von Lebensmitteln kann man sich nicht mehr alleine auf ein paar Blättchen Salat am Tellerrand verlassen. Sie sollten auf jeden Fall die empfindlichen Vitamine durch ein Multivitaminpräparat ergänzen. Vergleichen Sie einmal, wie viel Sie monatlich für eine Kranken-Tagegeldversicherung und wie viel Sie für eine Gesundheitsversicherung mit Vitaminen ausgeben!

Studien: Folsäure und Vitamin B_6

Studienteilnehmer	Zeitraum	Ergebnis
Folsäure und Vitamin B_6 gegen Brust- und Eierstockkrebs		
32 826 Frauen	13 Jahre	↓ **27 %** weniger Risiko für Brustkrebs bei Frauen mit den höchsten Folatblutwerten ↓ **90 %** weniger Risiko für Brustkrebs bei Frauen, die täglich Alkohol trinken, aber die höchsten Folatblutwerte haben[51]
32 826 Frauen	13 Jahre	↓ **30 %** weniger Risiko für Brustkrebs bei Frauen mit den höchsten Vitamin-B_6-Blutwerten[52]
62 739 Frauen nach den Wechseljahren	9 Jahre	↓ **22 %** weniger Risiko für Brustkrebs für Frauen mit der höchsten Folatzufuhr.[53]
88 818 Frauen	16 Jahre	↓ **45 %** weniger Risiko für Brustkrebs für Frauen mit der höchsten Folatzufuhr[54]
34 387 Frauen nach den Wechseljahren	12 Jahre	↑ **21 %** höheres Risiko für Brustkrebs bei Frauen mit niedriger Folatzufuhr[55]
2 703 Frauen Fallkontrollstudie: Frauen mit Brustkrebs verglichen mit Frauen ohne Brustkrebs		↓ **27 %** weniger Risiko für Brustkrebs bei Frauen mit höchster Folatzufuhr[56]

Studienteilnehmer	Zeitraum	Ergebnis
61 084 Frauen	13 Jahre	↓ **27 %** weniger Risiko für Eierstockkrebs bei Frauen mit der höchsten Folatzufuhr ↓ **74 %** weniger für Eierstockkrebs bei Frauen, die täglich Alkohol trinken mit der höchsten Folatzufuhr[57]
Folsäure gegen Prostatakrebs und Lungenkrebs		
65 836 Männer	9 Jahre	↓ **22 %** weniger Risiko für Prostatakrebs bei Männern mit höchster Folatzufuhr[58]
2 745 Männer Fall-kontrollstudie: Männer mit Prosta-takrebs verglichen mit Männern ohne Prostatakrebs		↓ **34 %** weniger Risiko für Prostatakrebs bei Männern mit höchster Folatzufuhr ↓ **4 %** weniger Risiko für Prostatakrebs bei Männern mit geringstem Alkoholkonsum und höchster Folatzufuhr[59]
58 279 Männer	6 Jahre	↓ **37 %** weniger Risiko für Lungenkrebs bei Rauchern mit der höchsten Folatzufuhr[60]
Folsäure und Vitamin B_6 gegen Darmkrebs		
88 758 Frauen[6]	16 Jahre	↓ **20 %** weniger Risiko für Darmkrebs bei Frauen mit 400 mcg zusätzlicher Folsäure ↓ **51 %** weniger Risiko für Darmkrebs bei Frauen mit erblich bedingtem hohen Risiko bei 400 mcg zusätzlicher Folsäure[61]
61 433 Frauen	14 Jahre	↓ **40 %** weniger Risiko für Darmkrebs bei Frauen mit der höchsten Folatzufuhr[62]
56 837 Frauen	12 Jahre	↓ **40 %** weniger Risiko für Darmkrebs bei Frauen mit höchster Folatzufuhr[63]
61 433 Frauen	15 Jahre	↓ **34 %** niedrigeres Risiko für Darmkrebs bei Frauen mit der höchsten Vitamin-B_6-Zufuhr ↓ **72 %** niedrigeres Risiko für Darmkrebs bei Frauen, die täglich Alkohol trinken, mit der höchsten Vitamin-B_6-Zufuhr[64, 65]
Überblicksanalyse über 7 Studien		↓ **25 %** weniger Risiko für Darmkrebs im Durchschnitt aller Studien bei hoher Folatzufuhr[66]

Selen verringert das Krebsrisiko

Warum haben wir Selenmangel?

Durch die eiszeitliche Ausschwemmung der Böden ist Deutschland Selenmangelgebiet. 40–60 µg werden aufgenommen; 150–200 µg wären optimal. Durch selenarme Böden ist in Deutschland die Deckung des Selenbedarfs, ähnlich wie bei Jod, nicht möglich. In den USA wird per Gesetz der Bodendünger mit Selen angereichert, um mit selenreichem Getreide den Mangel zu beheben.

Selen gegen Krebs

Es ist kaum jemandem bewusst, aber wir haben jeden Tag einmal Krebs. Täglich entstehen in unserem Körper entartete Zellen. Bei der Vernichtung dieser Krebszellen wirken Spurenelemente auf verschiedenen Ebenen mit, und zwar nicht nur vorbeugend, sondern auch, wenn bereits Krebszellen vorhanden sind:

GUT ZU WISSEN

Selen bindet Schadstoffe
Selen bindet krebserzeugende Schwermetalle. So können diese aus dem Körper entsorgt werden

Optimaler Zellschutz
Selen fängt, als Teil von körpereigenen antioxidativen Enzymen, freie Radikale in den Zellen ab und verhindert so deren Entartung.

Immunsystem zerstört Krebszellen
Selen stimuliert die Aktivität von Lymphozyten (weiße Blutkörperchen) und Killerzellen. Die Studien zeigen: Die zusätzliche Einnahme von 200 µg Selen

pro Tag steigert die Aktivität der die Tumorzellen tötenden Lymphozyten um 118 % und die Aktivität der Killerzellen um 82 %.[67]

Selen stimuliert Antikrebsgene

Selen blockiert Krebszellen

Selen hemmt die Zellteilung von Krebszellen

Selen fördert die Apoptose
Selen kann ein Sebstmordprogramm bei Zellen aktivieren

Es erstaunt daher nicht, dass die Behebung des Selen-Mangels erhebliche Wirkung auf die Krebsentstehung hat. Selen ist ein extrem wichtiges Spurenelement bei der Krebsvorbeugung. Das

zeigten auch über 100 Tierstudien mit Tieren, die krebsauslösenden Stoffen ausgesetzt wurden. 75 % der Studien wiesen eine Verringerung der Krebshäufigkeit nach.

Studien: Selen gegen Prostatakrebs

Studienteilnehmer	Zeitraum	Ergebnis
9 345 Männer	20 Jahre	↓ 51 % weniger Risiko für Prostatakrebs mit den höchsten Blut-Selenspiegeln[68]
58 279 Männer	6 Jahre	↓ 31 % weniger Risiko für Prostatakrebs mit den höchsten Fußnagel-Selenspiegeln[69]
33 737 Männer	6 Jahre	↓ 51 % weniger Risiko für Prostatakrebs mit den höchsten Fußnagel-Selenspiegeln[70]
1 163 Männer Fallkontrollstudien: Männer mit Prostatakrebs verglichen mit Männern ohne Prostatakrebs		↓ 48 % weniger Risiko für Prostatakrebs mit den höchsten Blut-Selenspiegeln[71]
5 141 Männer	8 Jahre	↓ 41 % weniger Risiko für Prostatakrebs bei Männern, die zusätzlich Selen, Vitamin C, Vitamin E und Zink einnahmen[72]
Überblicksanalyse über 16 Studien		↓ 26 % weniger Risiko für Prostatakrebs im Durchschnitt aller Studien, in denen überhaupt Selen eingenommen wurde. Höhere Selenzufuhr hatte eine größere Risikominderung als dieser Durchschnitt aller Studien.[73]

Selen: Therapeutischer Einsatz gegen Prostatakrebs

Prostatakrebs ist mit fast einem Viertel der Krebsneudiagnosen der häufigste Krebs beim Mann. Sie kennen sicher das Wort Chemotherapie. Der zusätzliche Einsatz von Selen wird heute als der erste »chemo-präventive«-Einsatz in der Krebsvorbeugung gegen Prostatakrebs bezeichnet und ist allgemein anerkannt.

Mikronährstoffe steuern intelligente Wartungsvorgänge

Vitaminmangel wirkt sich auf die Krebshäufigkeit aus. Über Millionen Jahre wurden in der Evolution die besten Stoffwechselabläufe selektiert. Dadurch wurden krankhafte Veränderungen, entartete Zellen und Veränderungen an den Genen durch eigene Reparaturprozesse und durch ein schlagkräftiges Immunsystem intelligent reguliert. Mikronährstoffe steuern alle diese Prozesse. Die optimale Versorgung damit ist daher so wichtig.

Pflegefalle Nr. 1 – Demenz

Was ist Demenz?

Demenz ist der schrittweise Verlust geistiger Funktionen wie Denken, Erinnern, Orientierung, Sprache und von erlernten Fähigkeiten für ganz alltägliche Aktivitäten. Die Zahl der geistig verwirrten, älteren Menschen nimmt ständig zu. In Deutschland leiden etwa 1,2 Millionen Menschen an Demenz – mit steigender Tendenz. Der Grund: Das Risiko steigt mit dem Alter. So leidet im Alter zwischen 65–69 Jahren jeder Zwanzigste an Demenz, aber zwischen 80–90 Jahren ist schon fast jeder Dritte betroffen. Im Jahr 2010 werden voraussichtlich 20 % aller Bundesbürger über 65 Jahre alt sein. Durch die zunehmende Überalterung der Gesellschaft rechnen Experten für das Jahr 2030 mit 2,5 Millionen Betroffenen, und damit einhergehend mit explodierenden Pflegekosten von bis zu 40 Mrd. Euro jährlich. Fazit: Deutschland steckt in einer dramatischen Pflegekostenfalle.

Jung und alt sind betroffen

Was diese Zahlen allerdings so gut wie nicht widerspiegeln ist das, was auf unsere Gesellschaft und vor allem auf jede einzelne Familie zukommt. Im Gegensatz zu anderen Krankheiten spielen Medikamentenkosten kaum eine Rolle. Es sind die Pflegekosten, die belasten, und die finanziellen und nervlichen Belastungen der Familien, die zu 85 % die Pflege ausführen. Zunehmende Demenz führt dazu, dass man den Kranken kaum noch alleine lassen kann. Im späten Stadium wird der zum echten Pflegefall. Es kommt die Angst auf, der oder die Demenzkranke könnte den Herd anlassen und so das Haus abbrennen, er oder sie könnte sich in der Stadt verlaufen, könnte verwirrt im Bademantel auf der Straße herumirren, plötzliche Angst oder Aggressionsanfälle bekommen oder die Hygiene

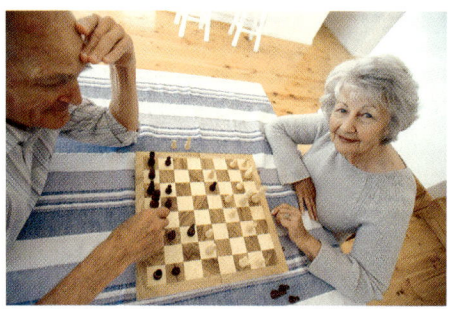

Geistig fit und aktiv im Alter. B Vitamine sind am Aufbau von Nervenzellen und an der Produktion von Nervenbotenstoffen beteiligt.

komplett vernachlässigen. Menschen, die an Demenz erkrankt sind, fühlen sich häufig falsch verstanden, herumkommandiert oder bevormundet, da sie die Entscheidungsgründe der sie Pflegenden nicht mehr erfassen können. Sie reagieren oft mit Ärger, wenn man sie für Dinge verantwortlich macht, die sie längst vergessen haben. Später kann der totale Verlust der geistigen Fähigkeiten folgen.

Es gibt bisher kaum Tagesstätten für Demente in den frühen Stadien. Wozu wäre das nötig? Damit die Angehörigen einmal Pause haben. De facto können viele Angehörige kaum von zu Hause weg, sind später voll in die Pflege eingespannt und können keinen Beruf mehr ausüben. Zuzahlung zur Pflege, für Tagesstätten oder Pflegeheime, Ausfälle durch nicht mögliche Berufstätigkeit kommen finanziell dazu.

Kann man das Demenzrisiko senken?

Führt man sich diese Familienschicksale vor Augen, dann wird die Frage für jeden brennend interessant, ob es eine Chance gibt, durch Antioxidanzien und Vitamine das Gehirn zu schützen, damit möglicherweise die Demenzhäufigkeit dadurch abnimmt. Interessant ist, dass die ersten demenztypischen Veränderungen im Gehirngewebe bereits im jungen Erwachsenenalter auftreten und mit zunehmendem Lebensalter stetig zunehmen. Zur Demenz kommt es erst, wenn ein erheblicher Teil der Gehirnzellen zerstört ist.

Schäden an den Nerven: Ursachen können nen Alzheimer, nervenschädigende Substanzen oder fehlende Nährstoffe für den Nervenaufbau sein.

Schäden am Gefäßsystem, welches das Gehirn versorgt: Mehrere kleine Schlaganfälle oder die Schädigung der Gefäße im Gehirn als solches. Die Veränderungen und Ursachen, die auch die großen Gefäße für Herz-Kreislauf-Erkrankungen schädigen, kommen ähnlich auch im Gehirn zum Tragen.

Wie wirken Vitamine?
Vitamine schützen Nerven und Gefäße des Gehirns auf vielfältige Weise. Für den Verfall des Gehirns kann man grob gesagt zwei Ursachen unterscheiden:

So schützen B-Vitamine die Nerven
Aufbau des Nervengewebes: Folat, Vitamine B_6 und B_{12} werden gebraucht, um Nervenzellen – die Neuronen – ständig zu erneuern. Bei Demenz kommt es zu einem Verlust an Gehirnzellen. Vor

allem niedrige Folat- und Vitamin-B_{12}-Blutspiegel sind daher ein eigenständiger Risikofaktor.

Produktion schnell leitender Botenstoffe: Folat, Vitamine B_6 und B_{12} sind an der Produktion von Nervenbotenstoffen wie Acetylcholin beteiligt, welche für eine schnelle Signalübertragung im Gehirn verantwortlich sind. Bei Alzheimerpatienten werden sukzessive immer weniger dieser Botenstoffe produziert. So kommt es zu einer Leistungsschwäche des Gehirns. Niedrige Folat-Blutwerte gehen in den Studien Hand in Hand mit geistigen Leistungsabfällen.

Schutz vor Nervenschäden: Folat, Vitamine B_6 und B_{12} bauen Homocystein ab. Das Homocystein-Molekül schädigt die Nervenzellen direkt. Hohes Homocystein ist daher ein eigener Risikofaktor. Menschen mit hohen Homocystein-Spiegeln haben das doppelt so hohe Risiko, an Demenz oder Alzheimer zu erkranken.

Vitamin-B-Mangel und die Folgen

An Folat mangelt es 90 % der Bevölkerung. Bei Vitamin B_{12} besteht ein so großer Mangel bei Älteren über 65 Jahren, dass selbst die DGE empfiehlt, Vitamin B_{12} zu ergänzen. Ältere haben zwar Vitamin B_{12} in der Nahrung, können dieses aber nicht mehr aus der Eiweißbindung bei der Verdauung herauslösen und aufnehmen. So entsteht eine extreme Mangelsituation.

B-Vitamine setzen beim Aufbau von Nervengewebe, bei der Produktion von Botenstoffen für mehr Leistung und beim Schutz der Nervenzellen vor Homocystein an. Ist es da wirklich noch erstaunlich, dass Studien immer wieder einen direkten Zusammenhang von niedrigen B-Vitamin-Blutwerten oder hohen Homocystein-Werten mit Demenz aufzeigen? In der Evolution hat sich der Stoffwechsel auf einer bestimmten, erforderlichen Vitaminzufuhr entwickelt. Mit hochverarbeiteten Lebensmittelprodukten ist dies nicht zu erreichen.

So schützen B-Vitamine vor Schäden am Gefäßsystem

Schutz vor Schlaganfällen. Folat, Vitamin B_6 und B_{12} bauen Homocystein ab. Hohes Homocystein erhöht das Schlaganfallrisiko um das 4-fache. Mehrere kleine, oft unbemerkte Schlaganfälle gehören zu den Hauptursachen für Ausfälle im Gehirn. Während eines Schlaganfalls bekommt das Gehirn wenig Sauerstoff und dadurch sterben große Areale ab. Sicher haben Sie im Bekanntenkreis schon einmal Patienten nach einem Schlaganfall gesehen und beobachtet, wie langsam diese Menschen durch die Gehirnschädigungen werden.

Schutz vor Gefäßschäden. Homocystein schädigt direkt die kleinen Gefäße im Gehirn. Dadurch kann es zu einer Minderdurchblutung und schlechterer Nährstoffversorgung von Gehirnarealen kommen. Vor allem Folat, Vitamin B_6 und B_{12} bauen das gefäßschädigende Homocystein ab.

Wie funktionieren Vitamin-Studien bei Demenz?

Als Erstes fällt auf, dass es viel weniger Teilnehmer in den entsprechenden Studien gibt. Es sind meist zwischen 100–800 Teilnehmer im Vergleich zu 40 000 und mehr bei den Krebsstudien.

Woran liegt das? Bei Krebsstudien erhebt man die Zahl, z. B. der Brustkrebsfälle, und wertet dies statistisch zusammen mit Vitaminblutwerten oder Ernährungsprotokollen aus.

Bei den Demenzstudien werden dagegen sehr aufwendige Gehirnleistungstests mit jedem Teilnehmer durchgeführt, um einen eventuellen Verlust von Gehirnfunktionen festzustellen. Sprachtests, Kurzzeit-Erinnerungstests, räumliches Denken, logisches Denken und körperliche Koordination. Das ist extrem aufwendig. Wenigstens eine

Studien: Demenz- und Alzheimer-Risiko steigt bei niedrigen Folat- oder Vitamin-B_{12}-Werten oder bei hohem Homocystein

Studienteilnehmer	Zeitraum	Ergebnis
816 Senioren, Durchschnittsalter 74 Jahre	4 Jahre	↑ doppelt so hohes Risiko für die Entwicklung einer Demenz oder Alzheimer bei hohen Homocysteinwerten ↑ doppelt so hohes Risiko für die Entwicklung einer Demenz oder Alzheimer bei niedrigen Folatblutwerten[74]
370 Senioren 75 Jahre und älter		↑ doppelt so hohes Risiko für die Entwicklung von Alzheimer bei niedrigen Folat- oder Vitamin-B_{12}-Blutspiegeln[75]
650 Männer und Frauen Durchschnittsalter 67 Jahre	6 Jahre	↑ das Risiko für den Abfall geistiger Leistungsfähigkeit steigt parallel mit steigenden Homocysteinwerten an[76]
Überblicksanalyse über 24 Studien mit 4 486 Teilnehmern		11 Studien zeigen, dass niedrige Folat-Blutwerte bzw. 9 Studien zeigen, dass niedrige Vitamin-B_{12}-Blutwerte mit geistigen Leistungseinbußen und Demenz zusammenhängen. Aufwendige geistige Leistungstests wurden dafür durchgeführt.[77]
965 Männer und Frauen 65 Jahre und älter	6 Jahre	↓ 50 % weniger Risiko für Alzheimer bei der Gruppe mit der höchsten Folatzufuhr[78]

DIE NONNENSTUDIE

Bei Tieren kann man sehr genau sämtliche Laborbedingungen bestimmen. Futter, Temperatur, Lebensweise ... Es gibt nur wenige Versuchsanordnungen, wo man dies mit Menschen machen kann. Aber genau diese kontrollierte Versuchsanordnung ist für Studien besonders interessant. In diesem Buch finden Sie einige solcher Studien, wie diese mit Soldaten in Kanada, Vitamin C und Erkältungskrankheiten (Seite 71), außerdem eine Studie mit Gefängnisinsassen und Vitamin-B-Entzug (Seite 80). Für die Demenz existiert eine interessante Studie mit Nonnen im Kloster, die den Zusammenhang zwischen Folatzufuhr und Demenz aufzeigt.[79] Die Schwestern lebten und arbeiteten zusammen und aßen aus der gleichen Küche über Jahrzehnte. Bei den 30 Nonnen, die zwischen 78–101 Jahre alt waren, wurden die Blutwerte erhoben und nach dem Tod das Gehirn autopsiert. Fragen Sie mich bitte nicht, wie man ausgerechnet Nonnen für die Autopsie begeistert hat. Das Ergebnis: Die Nonnen hatten niedrige Folat-Blutwerte und gleichzeitig einen erheblichen Abbau der Gehirnzellmasse des Neokortex und vermehrt Alzheimerschäden.

Stunde braucht man so pro Studienteilnehmer. Diese qualitativ hochwertigen Studien werden demnach mit kleineren Teilnehmerzahlen durchgeführt.

Depressionen und Vitaminmangel

Depressionen sind oft die Vorboten oder Leitsymptome, bevor es zur Demenz kommt. Interessant ist, dass die Produktion von Nervenbotenstoffen – in der Boulevardpresse auch Glücksbotenstoffe genannt – von den B-Vitaminen abhängig ist. Zum Beispiel löst fehlendes Serotonin Depressionen aus. Auch die Lernfähigkeit und das Kurz- und Langzeitgedächtnis hängt an diesen Nervenbotenstoffen, da ansonsten Informationen nicht im Gehirn ankommen können. Depressionen, oder Stimmungsschwankungen sind daher oft ein Symptom einer schlechten B-Vitaminversorgung. Das Risiko für Depressionen verdoppelt sich mit entsprechend niedrigen Folat- und Vitamin-B$_{12}$-Blutwerten (Studien Seite 78). Nach Jahren eines B-Vitaminmangels kommt es dann über geringere Nervenreparatur, hohe nervenschädigende Homocystein-Werte oder ein 4-fach erhöhtes Schlaganfallrisiko zur Demenz.

So schützen die Vitamine C und E Nerven und Gefäßsysteme

- **Schutz vor freien Radikalen:** Diese können direkt das Nervengewebe schädigen. Vitamin C und E schützen die 100 Milliarden Neuronen im Gehirn langfristig.
- **Freie Radikale und Alzheimer.** Die häufigste Ursache für den geistigen Verfall ist Alzheimer. Eine der Ursachen für das Ingangsetzen von Alzheimer sind freie Radikale.
- **Schutz vor Schlaganfällen.** Vitamin C und E senken das Risiko für Schlaganfälle und damit natürlich auch das Risiko für Schäden am Gehirn.

Risikofaktor Vitaminmangel

Es gibt einige Studien, die keine Verbesserung im Einsatz von Vitaminen bei der Prävention der Demenz zeigen. Diese Studien haben aber mit wenigen Monaten meist eine viel zu kurze Studiendauer. Mit Prävention über viele Jahre hat das nichts zu tun. Keine einzige Studie zeigt dagegen eine Verschlechterung durch den Einsatz von Vitaminen. Es gibt inzwischen so viele positive Studien zu Vitaminen und dem verringerten Risiko für Demenz, dass man auf diesen Schutz nicht verzichten sollte. Auch hier ist der Risikofaktor der Vitaminmangel und nicht etwa die Einnahme von Vitaminen.

Studien: Vitamin C und E vermindern freie Radikale und Schlaganfälle

Studienteilnehmer	Zeitraum	Ergebnis
5 395 Männer und Frauen Durchschnittsalter 68 Jahre	6 Jahre	↓ 43 % weniger Risiko für die Entwicklung von Alzheimer bei Teilnehmern mit der höchsten Vitamin-E-Zufuhr ↓ 34 % weniger Risiko für die Entwicklung von Alzheimer bei Teilnehmern mit der höchsten Vitamin-C-Zufuhr[80]
4 740 Männer und Frauen 65 Jahre und älter		↓ 64 % weniger Risiko für Alzheimer bei zusätzlicher Einnahme von Vitamin C und E[81]
3 385 Männer 71–93 Jahre alt	8 Jahre	↓ 70 % weniger Risiko für Demenz bei Männern, die Vitamin C und E einnahmen[82]
894 Männer und Frauen 65 Jahre und älter	5 Jahre	↓ 50 % weniger Risiko für einen Verlust der geistigen Leistungsfähigkeit bei zusätzlicher Einnahme von Vitamin C und E[83]

59

Pflegefalle Nr. 2 – die Osteoporose-Lawine

Osteoporose als Sterbeursache?

Das klingt nur im ersten Moment erstaunlich. Tatsächlich ist für Frauen das Risiko, an einem osteoporosebedingten Knochenbruch zu sterben höher als das Risiko, an Brustkrebs zu sterben. Jede dritte Frau erleidet mindestens einen osteoporosebedingten Knochenbruch. Jede sechste Frau erleidet einen schweren Bruch. Etwa ein Drittel dieser Patienten verstirbt in den ersten 6 Monaten danach. 20 % werden

Starke Knochen bis ins hohe Alter. Vitamin D und K schützen vor Osteoporose.

zu Pflegefällen. Im Vergleich dazu bekommt »nur« jede 9. Frau Brustkrebs. Schlimm genug, aber immerhin hat die Brustkrebsbehandlung große Fortschritte gemacht.

Osteoporose in Zahlen

Die WHO (Weltgesundheits-Organisation) zählt Osteoporose zu den zehn wichtigsten Erkrankungen auf dem Globus. Auf die schnell alternde deutsche Gesellschaft rollt eine Osteoporose-Lawine mit enormen Kosten zu. Schon jetzt kostet die Osteoporose das deutsche Gesundheitswesen 10 Mrd. Euro pro Jahr! Das Verrückte dabei ist, dass Osteoporose komplett vermeidbar wäre. In Deutschland sind 6,5 Millionen Frauen und 1,3 Millionen Männer von der Osteoporose betroffen.

Verlust der Knochenmasse

Ab den Wechseljahren kommt es durch die Umstellung des Hormonsystems zu einer massiven Abnahme der Mineralstoffe in den Knochen. Bis zu 40 % der Knochenmasse gehen durch die daraus resultierende Osteoporose verloren. Zuerst verliert man meist an Körpergröße. Ein »Witwenbuckel« und eine gekrümmte Wirbelsäule sind typisch hierfür. Kleinere Wirbelabbrüche können zudem zu extrem schmerzhaften Rückenbeschwerden führen. 2,5 Millionen Deutsche haben solche Wirbelabbrüche schon selbst »kennengelernt«. Auch Zahnverlust ist häufig osteoporosebedingt. Der kleine Kieferknochen, in dem die Zähne verankert sind, ist der Knochen, der sich am schnellsten abnutzt und muss sich daher fortlaufend ein Leben lang erneuern. Typisch sind auch Rippenbrüche, die bei zusehends brüchigen Knochen schon beim Niesen auftreten können. Man »zerbröselt« förmlich, wie es viele Patienten ausdrücken. Irgendwann kommen dann die gefährlichen Oberschenkelhals- und Beckenbrüche dazu. 130 000 pro Jahr in Deutschland. Für viele ansonsten kerngesunde Patienten ohne Herz-Kreislauf-Erkrankungen, Diabetes oder Krebs ist das dann das Pflege- oder Todesurteil.

Die Knochendichtemessung

Lassen Sie sich Ihre Knochendichte ab den Wechseljahren alle 3–4 Jahre messen. Osteoporose und die Vorstufe davon – die Osteopenie – spürt man über viele Jahre nicht, bis es dann zu spät ist. Absurdes System: Die Krankenkassen übernehmen übrigens die Knochendichtemessung nach dem ersten osteoporosebedingten Knochenbruch.

Das ist ungefähr so idiotisch wie die Blutfette erst nach dem ersten Herzinfarkt zu messen. Die Messung kostet lediglich 40 Euro. Wirklich jede/r nach den Wechseljahren sollte diese Messung alle 5 Jahre durchführen lassen.

Ihre Knochen – eine große Baustelle

Ihre Knochen befinden sich in einem ständigen Auf- und Abbau. Wie auf einer riesengroßen Straßenbaustelle sind 5 Millionen Bautrupps ständig damit beschäftigt, verschlissenes Knochenmaterial abzureißen, wegzufräsen und in einen nagelneuen Knochenbelag einzuschweißen. Warum? Knochen erfahren ständig feine Mikrorisse, etwa so wie bei einer viel befahrenen Autobahnbrücke, bei der regelmäßig Teile repariert, neu verfugt und ausgetauscht werden müssen. Die Abbruchtrupps (Osteoklasten) fressen altes, gerissenes Knochenmaterial weg. Auf diese Weise werden täglich 400 mg Kalzium und Kollagenfasern aus den Knochen herausgefräst. Die Aufbautrupps dagegen werden von 20 verschiedenen Hormonen kommandiert und brauchen unbedingt Rohstoffe wie Kalzium, Magnesium, Zink und Vitamin D, C und K, welche gemeinsam die Kalziumaufnahme und den Einbau in die Knochen sichern.

Alter	Derzeitige Kalzium-zufuhr Frauen	So viel Kalzium wird empfohlen	So viel zusätzliches Kalzium bräuchte der Durchschnitts-Deutsche täglich
4–8 Jahre	☹ 609 mg	800 mg	↑ 191 mg
9–13 Jahre	☹ 707 mg	1300 mg	↑ 593 mg
13–19 Jahre	☹ 785 mg	1300 mg	↑ 415 mg
19–50 Jahre	☺ 780 mg	1000 mg	↑ 220 mg
50–65 Jahre	💣 890 mg	1200 mg	↑ 310 mg
65–80 Jahre	💣 813 mg	1200 mg	↑ 387 mg

Osteoporose selbst eingebrockt – der Kalziummangel

Ihre Knochen brauchen den Baustoff Kalzium. Bei einer Erhebung von 74 000 Haushalten[84] zeigte sich: 95% der Deutschen haben Kalziummangel.

Knochenaufbau braucht Vitamine

Kalzium alleine ist aber wenig erfolgreich. Manche Studien zeigen tatsächlich eine Abnahme von Knochenbrüchen[85], viele große Studien aber (an über 115 000 Männern und Frauen) zeigen keine Veränderung der Bruchhäufigkeit.[86, 87] Kalzium erhöht zwar die Knochendichte, nicht aber die Bruchfestigkeit der Knochen. Sie brauchen viele Biostoffe, um bruchsichere Knochen zu bauen. Vor allem die Vitamine K, D und C werden beim Knochenaufbau gebraucht. Die Studien mit diesen Vitaminen zeigen eine eindeutige Risikosenkung für Knochenbrüche.

Das Knochenvitamin D

Vitamin D verbessert die Kalziumaufnahme im Darm, vermindert die Kalziumausscheidung, fixiert Kalzium im Knochen und beeinflusst vor allem das Hormonsystem, das den Kalziumeinbau steuert. Ohne Vitamin D ist Kalzium fast wertlos. 99 % der Deutschen haben zu wenig Vitamin D. In den USA wird in den nördlichen Bundesstaaten deswegen Milch mit Vitamin D angereichert. Vitamin D wird unter Sonneneinstrahlung in der Haut gebildet. Zwischen Oktober und März ist das Sonnenlichtspektrum in Deutschland aber ohnehin zu gering, um überhaupt Vitamin D in der Haut zu bilden. Dazu liegt Deutschland zu weit nördlich auf der Erdkugel, über dem 45. Breitengrad.

Studien: Zusätzliches Vitamin D senkt das Osteoporoserisiko

Überblicksanalyse über 25 Studien	Vitamin D gegen Osteoporose. Mit Vitamin D ereignen sich weniger Knochenbrüche als mit Kalzium alleine: ↓ 37 % weniger Risiko für Wirbelabbrüche ↓ 23 % weniger Risiko für Oberschenkelhalsbrüche[88]
72 337 Frauen	Hohe Vitamin D-Zufuhr wurde über 18 Jahre verglichen mit niedriger Vitamin D-Zufuhr: ↓ 37 % weniger Risiko für Wirbelabbrüche[89]
Überblicksanalyse über 29 klinische Studien mit 63 897 Männern und Frauen	↓ 12 % weniger Risiko für Knochenbrüche aller Art bei Kalzium- und Vitamin-D-Einnahme ↓ 24 % weniger Risiko in der Gruppe, die Kalzium und Vitamin D hoch dosiert und sehr regelmäßig eingenommen hatte[90]
Überblicksanalyse über 13 klinische Studien mit 19 114 Männern und Frauen	Nur hohe Vitamin-D-Dosierungen 700–800 IE, nicht aber niedrige Dosierungen 400 IE vermindern das Bruchrisiko. ↓ 26 % weniger Risiko für Beckenbrüche[91]

Auch hier ist es logisch: In der Evolution waren Menschen und Tiere immer den ganzen Tag draußen und haben so genügend Vitamin D für den Knochenstoffwechsel selbst produziert. Der Bürohengst ist eine evolutionär nicht vorgesehene Spezies.

Vitamin D und Kalzium werden für den Knochenaufbau unbedingt gebraucht. 90 % der Deutschen haben Vitamin-D-Mangel. 400–800 IE Vitamin D sollten Erwachsene, 500–1000 IE sollten Kinder unbedingt im Winterhalbjahr ergänzen. Vor allem ältere Menschen brauchen Vitamin D, da sie nur noch halb so viel Vitamin D in der Haut bilden.

Vitamin K für besseren Kalziumeinbau

Vitamin K beeinflusst die knochenaufbauenden Botenstoffe und sorgt dafür, dass Kalzium im Knochen überhaupt fixiert wird. Vitamin K steckt vor allem in grünem Pflanzen- und Blattgemüse wie Salat, Brokkoli, Grünkohl usw. Davon bekommen wir heute nicht mehr genug – zumindest nicht genug für unseren Knochenstoffwechsel. In der Evolution war über Millionen Jahre eine Vitamin-K-reiche Pflanzenkost die Basisernährung. Dreimal so viele Pflan-

Studien: Essen Sie mehr Vitamin K zum Osteoporoseschutz

72 327 Frauen	↓ 30 % weniger Risiko für Oberschenkelhalsbrüche bei hoher Vitamin-K-Zufuhr.[93]
889 Männer und Frauen	↓ 65 % niedrigeres Risiko für Oberschenkelhalsbrüche bei hohen Vitamin K-Blutwerten[94]
Überblicksanalyse über 13 Studien	↓ zusätzliches Vitamin K vermindert den Knochenabbau erheblich[95]
Überblicksanalyse über 7 Studien	Mit zusätzlichem Vitamin K ↓ 60 % niedrigeres Risiko für Wirbelbrüche ↓ 77 % niedrigeres Risiko für Beckenbrüche ↓ 81 % niedrigeres Risiko für alle Nicht-Wirbelbrüche[96]

zenstoffe hat der Steinzeitmensch gegessen wie wir es heute tun. Die empfohlene Vitamin-K-Zufuhr wurde in den USA bereits 2001 verdoppelt[92] und liegt jetzt doppelt so hoch wie die Empfehlung der deutschen Gesellschaft für Ernährung (DGE). »Eigentlich« bestehe kein Mangel an Vitamin K, behauptet die DGE. Dabei weiß auch die DGE, dass die Deutschen doch höchst selten Salat und frisches Grünzeug essen. Hier passt wieder einmal etwas nicht zusammen mit den Referenzwerten.

Auf der Basis der dreifach höheren Zufuhr in der Evolution erstaunt die Analyse von 7 Studien mit zusätzlichen Vitamin K beileibe nicht. Die zeigen, dass sich Oberschenkelhalsbrüche um 80 % vermindern lassen. Mein Tipp: Ran an die Salatschüsseln zum Knochenschutz. Auch alte Rehe springen noch über Bäume, ohne sich die Läufe zu brechen. Vitamin K macht es möglich.

Vorsicht Knochenterroristen

Rauchen schadet den Knochen. Eine Überblicksanalyse über 86 Studien an über 40 753 Männer und Frauen zeigt: Bei Rauchern steigt das Risiko für Oberschenkelhalsbrüche um 30–40 % an.[97]
Cortison. Unter Cortisonbehandlung nimmt die Knochenmasse rapide ab. Bei längeren Cortisontherapien sollten Bisphosphonate verschrieben werden. Das sind Medikamente zum Wiederaufbau der Knochen.
Medikamente. Es gibt verschiedene Medikamente, die Ihre Knochen belasten: Schilddrüsenhormone, Marcumar, Anti-Epileptika, Entwässerungsmittel, aluminiumhaltige Magensäurepuffer.

Langzeitschutz der Augen mit Antioxidanzien

Am Beispiel der Augen möchte ich Ihnen eine weitere Langzeitversicherung durch Antioxidanzien zeigen. Da hat man sich auf seinen verdienten Ruhestand gefreut, und gerade dann, wenn man die Zeit zum Lesen und Reisen hätte, ereilt 20 % der über 65-Jährigen und 40 % der über 75-Jährigen ein schweres Schicksal: Makuladegeneration.

Schutz der Makula mit Antioxidanzien

Die Makula, auch gelber Fleck genannt, ist die Stelle des schärfsten Sehens im Auge. 130 Millionen Lichtstäbchen leiten von hier aus die optischen Informationen direkt an das Gehirn weiter. Ein Wunder der Natur! Diese kleine Stelle konzentriert auf sich die größte Menge an eingelagerten Antioxidanzien im ganzen Körper, und zwar deshalb um die Netzhaut vor Schäden durch die freien Radikale zu schützen.

Menschen mit Makuladegeneration können diesen Text leider schon nicht mehr lesen, da sie an einem Verlust ihrer zentralen Sehschärfe leiden. Autofahren, Lesen, Schreiben, Fernsehen – das und viel mehr wird unmöglich. Das führt zu einem erschütternden Verlust an Lebensqualität. 2 Millionen Menschen in Deutschland leiden an den Folgen einer Makuladegeneration. Der Verlust der Sehkraft gehört zu den schmerzlichsten Erfahrungen im Alter.

So verringert Vitamin C Makuladegeneration:[98]

Ergebnis: Verringerung um	Ergänzung	Teilnehmer	Studie
↓ 45 %	Vitamin C	226	West (1994)
↓ 40 %	Vitamin C	390	Eye disease group (1993)
↓ 35 %	Vitamin C	876	Seddon (1994)
↓ 35 %	Vitamin C + E + Beta Carotin + Zink	2 587	AREDS Group (2001)

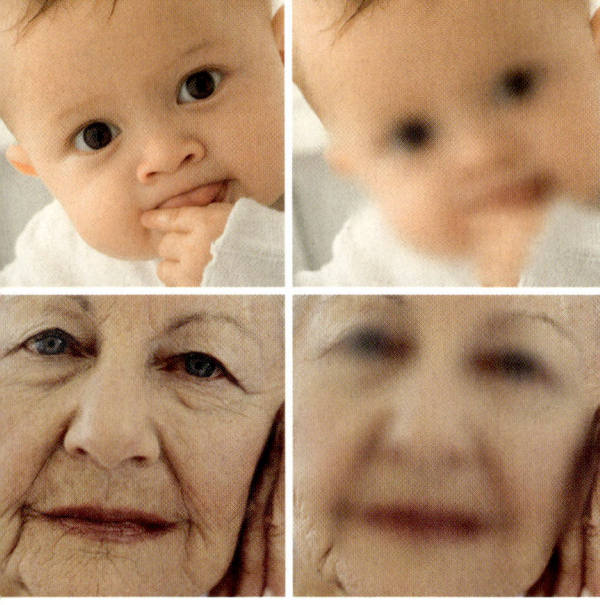

Verlust der Lebensqualität: Makuladegeneration – unscharfes Sehen im zentralen Sehfeld.

druckender Weise senken. Selbst bei einer Gabe von bis zu 2000 mg Vitamin C pro Tag sind noch Steigerungen bei der Einlagerung dieses Vitamins in die Makula festzustellen. Zusätzliche Antioxidanzien und Zink können das Risiko für die Makuladegeneration um 35 % senken (siehe Kasten). Vor allem eine hohe Obst-&-Gemüse-Zufuhr senkt in Studien mit über 118 000 Teilnehmern das Risiko für eine Makuladegeneration um 64 %.[99]

Die Schäden an der Makula lassen sich mithilfe von Antioxidanzien erfolgreich verringern. Obwohl Vitamin C nur eines von insgesamt circa 10 eingelagerten Antioxidanzien ist, kann Vitamin C das Auftreten dieser Erkrankung in beein-

GUT ZU WISSEN

Schutzstoffe für die Augen

Wer sich auf die niedrigen DGE-Werte von 100 mg Vitamin C pro Tag verlässt, schützt seine Augen nicht optimal. Die wichtigsten Mikronährstoffe für das Auge sind die Vitamine C, E, Beta-Carotin, Selen und Zink. Vor allem die Pflanzenstoffe Lutein und Zeaxanthin sind in der Makula eingelagert. Lutein ist in Grünkohl, Spinat, Rosenkohl, Brokkoli, Erbsen und Kürbis enthalten. Zeaxanthin steckt in Mais, Tomaten, Möhren und vielen anderen Gemüsesorten.

Schutz vor grauem Star mit Antioxidanzien

In den USA werden pro Jahr 600 000 Katarakt-Operationen durchgeführt. 40 000 Menschen sind unnötigerweise durch den Altersstar erblindet. Um das Auge vor Schäden durch UV-Strahlen zu schützen, ist in der Netzhaut des Auges 30-mal so viel Vitamin C gespeichert wie im angrenzenden Gewebe. Die Häufigkeit des Auftretens eines Katarakts ist um 80 % niedriger, wenn hohe

Mengen der Vitamine C und E sowie an Beta-Carotin im Blut zu finden sind.[100] Wichtig an dieser Stelle: Beta-Carotin steht hier für die Zufuhr von Antioxidanzien aus Obst und Gemüse, nicht etwa für Beta-Carotin-Pillen. Katarakt-Patienten haben oft nur 15 % des Selengehalts im Auge[101] und im Blut wie gesunde Menschen. Ein Hinauszögern der Kataraktentstehung kann die Hälfte der Star-Operationen vermeiden und die Lebensqualität von älteren Menschen erheblich verbessern.[102]

Studien: So verringern Antioxidanzien die Häufigkeit von Katarakten[103]

Ergebnis: Verringerung um	Ergänzung	Teilnehmer	Studie
↓ 50 %	Vitamin C 300–600 mg	350	Robertson et al. (1989)
↓ 40 %	Vitamin C	1 380	Leske et al. (1991)
↓ 45 %	Vitamin C 200 mg	50 800	Hankinson et al. (1992)
↓ 44 %	Multivitamine + Vitamin C	3 590	Sperduto et al. (1993)
↓ 40 %	Multivitamine + Vitamin C	2 151	Mares Perlmann (1994)
↓ 30 %	Multivitamine + Vitamin C	17 744	Seddon (1994)
↓ 30 %	Multivitamine + Vitamin C	4 300	Leske (1997)
↓ 41 %	Vitamin C	35 222	Yoshida (2007)
↓ 60 % 10 Jahre	Vitamin C 360 mg	492	Taylor (2002)
↓ 77 % über 10 Jahre	Vitamin C	247	Jaques et al. (1997)

Langzeitschutz und Kurzzeitaktivierung

Was erwarten Sie von Vitaminen? Und wie schnell soll deren Wirkung einsetzen? Auf der Langzeitebene lassen sich die Risiken für Herz-Kreislauf-Erkrankungen, Krebs, Osteoporose, Demenz und Augenschäden durch zusätzliche Mikronährstoffe und Ernährung sehr wirkungsvoll reduzieren. Es ist DIE allerbeste Versicherungspolice für Ihre Gesundheit.

Auch kurzfristig spüren Sie schon die Vorteile einer besseren Versorgung mit Vitaminen durch ein schlagkräftigeres Immunsystem, einen fitteren Stoffwechsel. Es macht Sie insgesamt leistungsfähiger. Häufig fallen auch Symptome weg, die unerwartet auf Vitaminmangel beruhen. Auf diese Themen konzentriert sich das nächste Kapitel.

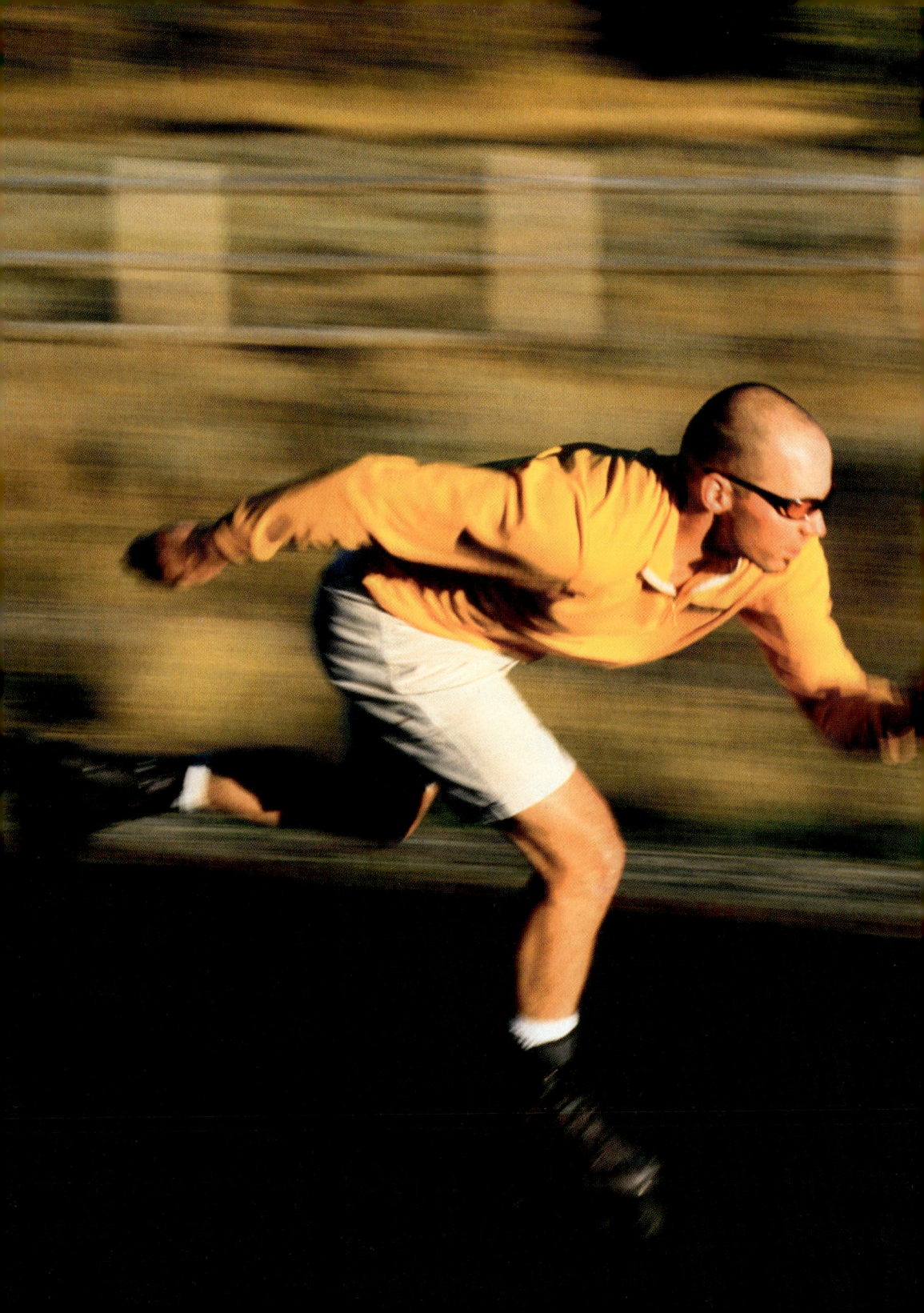

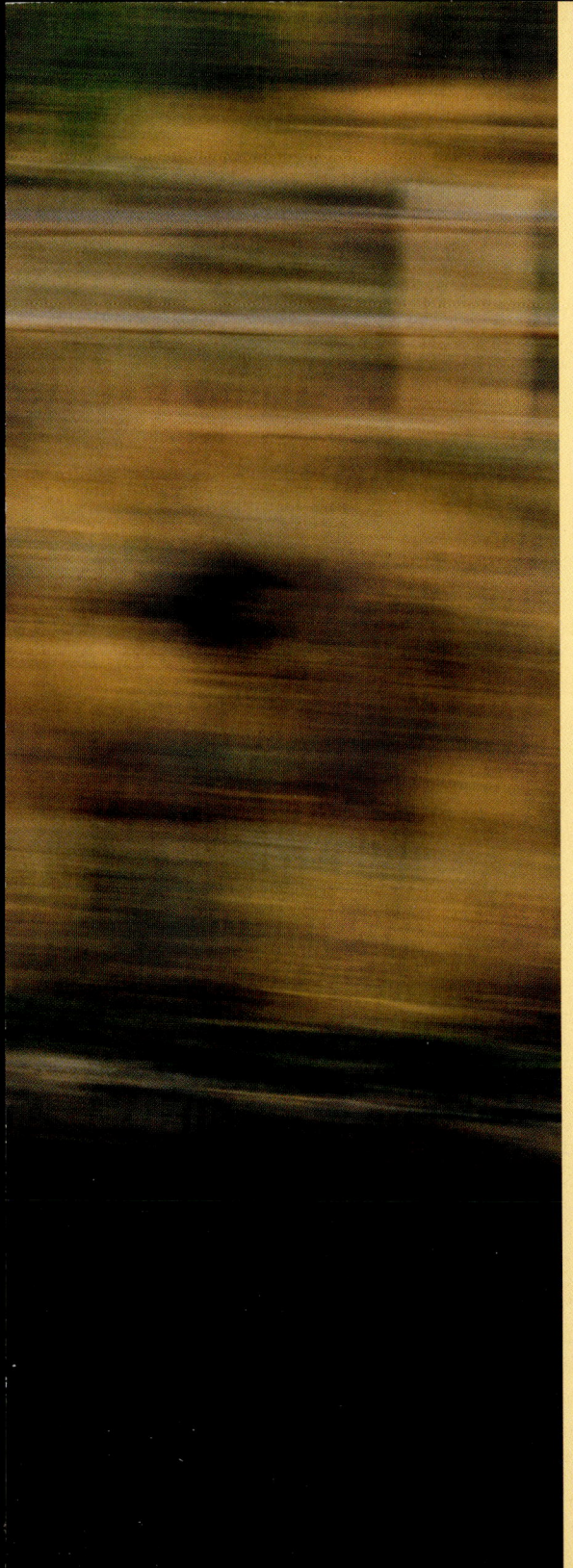

Vitamine – für das Immun- system und einen fitten Stoffwechsel

Wie aktivieren Vitamine Ihre Immunzellen? Warum ist Vitamin C alleine zu wenig für eine gut funktionierende Abwehr? Können Vitamine die Erkältungshäufigkeit vermindern oder die Erkältungsdauer verkürzen? Die Immunapotheke – wie dosieren sie während eines Infektes? Warum verbessern Vitamine Ihre Leistungsfähigkeit, Ihr Gedächtnis und Ihre Lernfähigkeit? Wie beeinflussen B-Vitamine Ihre Psyche und Befindlichkeit?

Ein schlagkräftiges Immunsystem

Der tägliche Guerillakrieg

Ein Heer von Bakterien und Viren, aber auch von entarteten Zellen (Krebs) bedroht täglich Ihre Gesundheit. Das Immunsystem führt jeden Tag einen Guerillakrieg gegen diese Eindringlinge, der packender ist als jede Sonderberichterstattung im Fernsehen. Denn all dies passiert nicht Tausende Kilometer entfernt, sondern direkt in Ihrem eigenen Körper. Hätten Sie das gedacht? Sie haben tatsächlich jeden Tag einmal

Krebs. Nur ein schlagkräftiges Immunsystem entfernt diese Krebszellen und ist so der beste Schutz vor Krebs.

Als Heckenschützen treten in diesem Kriegsszenario die Killer- und Fresszellen des Immunsystems auf, die Bakterien und Viren als Erste bekämpfen. Wenn eine Fresszelle ein Bakterium frisst, bombardiert sie es mit freien Radikalen. Mit diesem Beschuss löst sie die Zellwände des Bakteriums auf

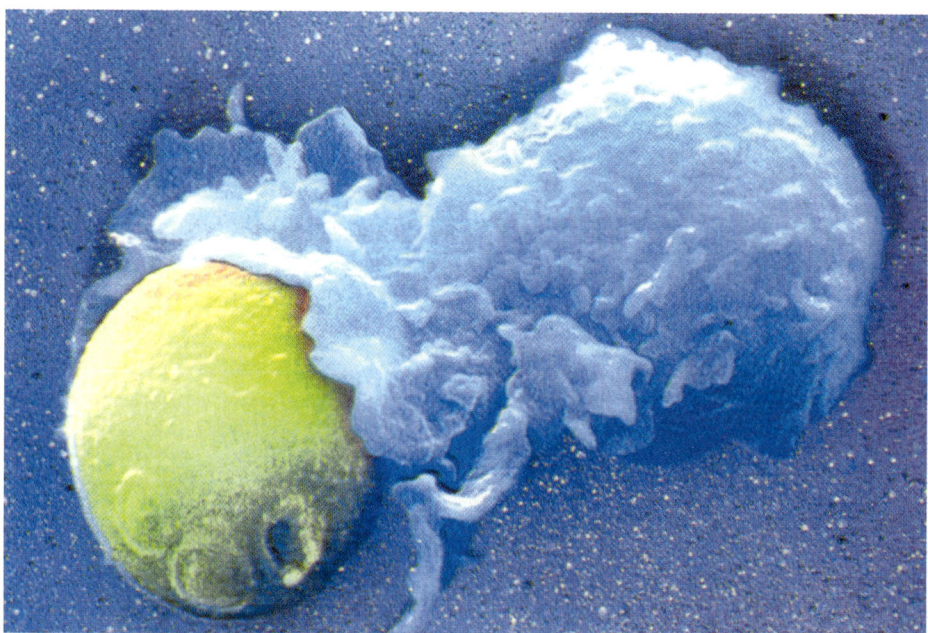

Schlagkräftiges Immunsystem: Eine mit Antioxidanzien gepanzerte Fresszelle des Immunsystems verschlingt eine Hefezelle, um sie dann mit freien Radikalen aufzulösen.

und kann es zerstören. Immer wenn das Immunsystem aktiv wird, werden gleichzeitig freie Radikale produziert und der Bedarf von Antioxidanzien steigt steil an. Haben Sie eine Vorstellung, wie so eine Immunzelle konkret aussieht? In dem Elektronenmikroskopbild verschlingt gerade eine Fresszelle eine Hefezelle, um sie dann in ihre Bestandteile aufzulösen. Wer das sieht erkennt sofort, welchen Guerillakrieg das Immunsystem täglich führt.

Fittes Immunsystem mit Vitaminen

Damit die produzierten freien Radikale nicht etwa die Fresszelle selbst zerstören, ist in deren Zellwänden viel Vitamin E eingelagert, das an dieser Stelle die freien Radikale abfängt. Auch Vitamin C ist für diesen Zweck in den Zellen des Immunsystems in einer 40-fach höheren Menge eingelagert als in anderen Zellen.

Um eine Selbstzerstörung der Immunzellen bei dieser Abwehrreaktion zu verhindern, fährt das Immunsystem seine Leistung herunter, wenn keine ausreichenden Mengen an Vitamin C und Vitamin E als Radikalenfänger vorhanden sind. Das heißt: Nur wenn die Immunzellen vollgesogen sind mit Vitamin C, funktioniert die Abwehr auf Hochtouren. Aus diesem Grund sollten Sie, wenn Sie einen Infekt haben, die Immunzellen gut mit Antioxidanzien betanken!

Um einen millionenfach sich vermehrenden Virus zu besiegen, werden explosionsartig Millionen von Immunzellen zusammengebaut. Dafür wird vom Körper schnell verfügbares Eiweiß aus den Muskelzellen abgezogen. Außerdem werden B-Vitamine gebraucht, um den Eiweißaufbau der Immunzellen zu steuern. Bei einem B-Vitamin-Mangel kann das Immunsystem keine Schlagkraft entwickeln. Bei einem Infekt müssen also eiligst hochdosierte Vitamine und schnell verfügbares Eiweiß für die Immunzellvermehrung zur Verfügung gestellt werden.

Vitamin C gegen Erkältungen

Der Mensch ist das einzige Säugetier, das nicht in der Lage ist, Vitamin C im Darm zu produzieren. Ein echter »Patzer« der Evolution, der sich bei der Entstehung dieser Veränderung im Erbgut des Menschen nicht negativ auswirkte, weil die Nahrung des Urmenschen den ca. 40-fachen Vitamin-C-Gehalt gegenüber unserer heutigen Nahrung enthielt! Das hat der zweifache Nobelpreisträger Linus Pauling errechnet. Bei der heutigen vitaminarmen Ernährung

Tiere sind nie erkältet

Zu Infektionszeiten steigt der Bedarf und der Verbrauch von Vitamin C. Die Eigenproduktion im Darm bei Tieren vervielfacht sich dann. Dies ist auch der Grund, warum Tiere nie erkältet sind. Die weißen Blutkörperchen saugen sich mit Vitamin C voll und sind abwehrbereit. Auch die Produktion von Interferon, einem Botenstoff, der die Abwehr stimuliert, wird durch Vitamin C angeregt.[104]

ist es tatsächlich aber für Ihr Immunsystem ein erheblicher Nachteil, dass es zu wenig Vitamin C bekommt.

Mit Vitamin C vollgesogene Immunzellen sind schlagkräftiger gegen Viren. Man hat hochgerechnet, dass eine Katze pro Tag 10000 bis 15000 mg Vitamin C produziert. Der Mensch dagegen ist auf eine Vitamin-C-Zufuhr von außen angewiesen, um eine ähnliche Schlagkraft des Immunsystems zu erreichen. Trotzdem wundert sich die Deutsche Gesellschaft für Ernährung (DGE), dass – mit der von ihr unverhältnismäßig niedrig empfohlenen Menge von 100 mg Vitamin C pro Tag – die Hälfte der deutschen Bevölkerung im Winter erkältet ist.

So viel Vitamin C hilft zur Prophylaxe im Winter

Dutzende von Studien haben die klinische Wirkung auf das Immunsystem bestätigt. Ein Beispiel für eine ideale Kontrollstudie ist der Einsatz von Vitamin C bei 112 kanadischen Soldaten, die unter identischen Lebensbedingungen lebten: gleiche Schlafquartiere, gleiches Essen, Arbeit in denselben extremen Situationen.[105] Die Gabe von 1000 mg Vitamin C täglich verringerte die Erkältungshäufigkeit um 68% gegenüber der Kontrollgruppe, die kein Vitamin C bekam.

Da die Fress- und Killerzellen mit Vitamin C effektiver funktionieren, können Bakterien- und Virusinfekte im Vorfeld besser abgewehrt werden. Wenn im Winter alle Menschen um Sie herum krank sind, lässt sich diese Optimierung des Immunsystems als Vorbeugung einfach und billig durchführen.

So viel Vitamin C brauchen Sie bei einem Infekt

Bei einer bereits eingetretenen Virusinfektion muss die Vitamin-C-Aufnahme allerdings erheblich gesteigert werden und ist längst nicht mehr so effektiv. Eine Analyse von 20 Vitamin-C-Studien zeigte, dass 5000 mg Vitamin C täglich, unmittelbar ab Beginn der Infektion eingenommen, die kritische Minimaldosis ist, mit der die Erkältungszeit um 25 % verkürzt werden kann. Dies ist eine Dosierung von Vitamin C, die Sie nur bei einem akuten Infekt nutzen sollten.

Für das Immunsystem ist es ein erheblicher Unterschied, ob es Milliarden von Viren entfernen muss, nachdem Sie die Erkältungssymptome bemerkt haben und dann viel zu spät hoch dosiert Vitamin C einnehmen, oder ob es schlagkräftig gleich zu Beginn der Infektion einigen wenigen Viren den Garaus machen kann. Das geht noch bevor Sie überhaupt Erkrankungssymptome erkennen, da dem Körper vorbeugend genügend Vitamin C bereitgestellt wurde.

Schutz vor Infekten

Viele unterschätzen, wie schlagkräftig das Immunsystem durch Vitamine gemacht werden kann. Sehr gut lässt sich das an älteren Menschen zeigen, die zu häufig durch Mikronährstoffmangel ein schwaches Immunsystem haben und dadurch infektionsanfälliger sind.[106, 107, 108] Dies belegt eine Studie eindrucksvoll. Die Teilnehmer der Studie wurden in zwei Gruppen eingeteilt.[109] Gruppe 1 erhielt ein Multivitaminpräparat und die 4-fache Dosis an Vitamin E und Beta-Carotin, Gruppe 2 erhielt eine Tablette ohne Vitamine. Die Ergebnisse waren beeindruckend:

- Die Infektionsdauer betrug über ein Jahr bei der Vitamingruppe 23 Tage,

bei der Gruppe ohne Vitamine 48 Tage.
- Die Zeit, in der Antibiotika eingesetzt werden mussten, konnte von 32 auf 18 Tage pro Jahr fast halbiert werden!
- Im Blut konnte mit einer höheren Killerzellaktivität und mehr Fress- und T-Zellen eine direkte Verbesserung des Immunsystems gemessen werden.

Hier zeigt sich noch einmal deutlich, wie stimulierend sich Vitamine auf das Immunsystem auswirken und wie wichtig eine zusätzliche Einnahme ist.

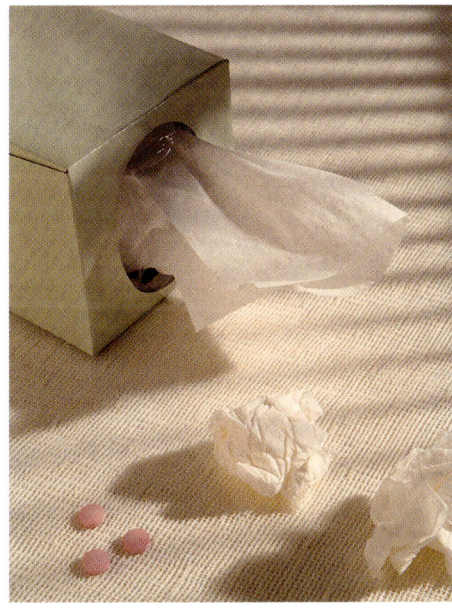

200 Erkältungen hat der durchschnittliche Deutsche bis zum 70. Lebensjahr. Machen Sie das Immunsystem fit.

SPEZIAL

Die Notfallapotheke bei Infekten

Bei einem Infekt braucht Ihr Immunsystem ein Vielfaches an Mikronährstoffen. Wichtig: Mikronährstoffe wirken im Team am besten. Multivitaminpräparate plus zusätzliche Antioxidanzien senken so die Infektanfälligkeit besser als Vitamin C alleine. Außerdem steigt der Eiweißbedarf um 30 % an, da sich die Immunzellen explosionsartig vermehren. Der Glutaminbedarf verfünffacht sich sogar. Diese Aminosäure wird direkt von den Immunzellen zur Zellteilung und als Brennstoff benutzt. Die Einnahme von Aspirin hilft dem Immunsystem bei Infekten überhaupt nicht. Im Gegenteil: Aspirin verzehnfacht die Ausscheidung von Vitamin C. Sie brauchen Mikronährstoffe und Eiweiß. Nur so machen Sie das Immunsystem fit. Mikronährstoffe und Eiweiß sollten Sie zu Hause oder auf Reisen als Immunapotheke immer bereit haben, damit Sie sofort handeln können, sobald sie erste Anzeichen spüren. Während eines akuten Infektes empfiehlt sich folgendes Schema:

Mikronährstoffe

▮ 5 000 mg Vitamin C sofort und danach immer nach einigen Stunden 1 000 mg nachtanken. Vitamin-C-Pulver ist säurehaltig und kann auf den Magen schlagen. Vitamin C, das als »zeitverzögerte Aufnahme« formuliert wird, ist verträglicher.

▮ Einmal täglich 400 mg Vitamin E. Mit Vitamin E und C panzern Sie die Immunzellen.

▮ Dreimal täglich eine hochdosierte Multivitamintablette mit allen B-Vitaminen. Die B-Vitamine helfen bei dem Zusammenbau der Immunzellen aus Eiweiß.

▮ Einmal täglich 200 µg Selen.

▮ 20–60 mg Zink in Form von Brausetabletten, zum Gurgeln. Zinkbrausetabletten wirken am Anfang von Erkältungen besonders gut. Gurgeln Sie damit so oft Sie können und bringen Sie mit dem kleinen Finger aufgelöstes Zink auf die Nasenschleimhäute auf. Zink verhindert das Andocken von Viren an die Schleimhäute. So lässt sich der Virenbefall der Schleimhäute verringern und das Immunsystem erledigt für Sie den Rest.

Eiweiß und Aminosäuren

▮ 80–100 g hochwertiges Eiweißkonzentrat. Für nur 20 g Eiweiß müssten Sie schon ein ganzes Steak essen. Mit einem Eiweißshake können Sie diese Menge mehrmals täglich trinken.

▮ 25 Gramm Glutamin. 2 gehäufte Teelöffel Glutamin täglich.

Vitamine sparen Geld

Gerne wird öffentlich darüber diskutiert, einen weiteren Feiertag ersatzlos zu streichen, damit es der deutschen Wirtschaft besser geht. Wie wäre es denn, statt dessen ernsthaft daranzugehen, dass es weniger Krankentage pro Jahr gäbe? Damit meine ich nicht, dass sich Mitarbeiter aus Angst vor Kündigung krank ins Büro schleppen sollen, sondern dass sie weniger Infekte und weniger Ausfallzeiten haben und auf diese Weise Arbeitskosten eingespart werden. Vitamine machen sich hier wirklich bezahlt. Eine Studie in einem mittelständischen Unternehmen zur Erkältungshäufigkeit und den Ausfallzeiten von 54 Angestellten über vier Wintermonate gibt ein gutes Beispiel. Die Hälfte der Mitarbeiter bekam ein hochdosiertes Multivitamin-/Multimineralpräparat. Die andere Hälfte ein Placebo – also Tabletten ohne Wirkstoff.

▌ Die Krankentage verminderten sich in der Vitamingruppe von 8 auf 2 Tage. In der Gruppe ohne Vitamine blieb sie mit durchschnittlich 8 Tagen gleich wie im Vorjahr.[110]

▌ Im Immunsystem konnte man in der Vitamingruppe eine vermehrte Schlagkraft in der Anzahl und der Aktivität der Immunzellen feststellen.

▌ Die Firma sparte Ausfallzeit-Kosten in nur 4 Monaten in Höhe von 36 000 Euro ein.

Ganz ähnliche Ergebnisse ergab auch eine placebokontrollierte Studie mit 130 Teilnehmern aus den USA. Eine Gruppe bekam wiederum ein Multivitamin-/Multimineralpräparat, die andere eine Placebo. Auch hier nahmen die Fehlzeiten um gut die Hälfte ab.[111] Eine Milliarde Euro pro Jahr kosten Erkältungen und grippale Infekte die Krankenkassen. Mehrere Milliarden Euro würde die deutsche Wirtschaft einsparen, wenn Mitarbeiter weniger Ausfallzeiten hätten. Nur muss man dafür eben auch ein Paar Euro investieren. Investieren sowohl in zusätzliche Vitamine als auch in die qualitative Aufwertung des überwiegend katastrophalen Essens in Betriebskantinen, die weitestgehend nur mikronährstoffarmes, fettes, verkochtes Essen servieren. Damit werden weder der Stoffwechsel für eine bessere Leistung noch das Immunsystem ausreichend mit Mikronährstoffen betankt.

Überleben durch ein potentes Immunsystem

An der Spanischen Grippe von 1918 starben 40 Millionen Menschen. Mehr als es Tote im Ersten Weltkrieg gab. Große tödliche Grippeepidemien gibt es circa alle 10 Jahre. Gegenwärtig werden Szenarien für neue Viren wie z.B. die Vogelgrippe erstellt, die durch die schnelle Virenverbreitung durch den Flugverkehr weit mehr als 100

Millionen Menschen das Leben kosten könnte. Nur das ganz entscheidende Detail wird in den Berichten und Zeitungsartikeln immer vergessen: An der Spanischen Grippe starben zwar 40 Millionen Menschen, es gab aber 500 Millionen infizierte. Also nur 10 % der Infizierten starben auch daran. Warum überlebten so viele? Den Unterschied machte das Immunsystem jedes Einzelnen. Je schlagkräftiger es ist, desto besser ist die Chance, die nächste Epidemie zu überstehen.

Durch Vitamine machen Sie Ihre Immunzellen schlagkräftig. Damit Sie einen schnellen Überblick über die Wirkung von Vitaminen auf das Immunsystem bekommen, finden Sie hier 91 Studien zum Immunsystem und zu Vitaminen in einer Tabelle zusammengefasst.[112] Warum eine solche Tabelle? Ganz einfach: Immer wieder werden Sie von Bekannten oder von der Boulevardpresse verunsichert, die behaupten, zusätzliche Vitamine hätten keine Wirkung. Bei den verschiedenen »Truppenteilen« des Immunsystems lässt sich aber die Wirkung von Vitaminen objektiv belegen. Die Infekt- und Tumorabwehr funktioniert nur mit einem optimal versorgten Immunsystem. Es ist Basis Ihrer Gesundheit.

So aktivieren Vitamine die Zellen des Immunsystems

Vitamin	T4-Zellen	Fress-Zellen	Killer-Zellen	Antikör-per-Antwort	Lympho-zyten-Vermehrung	B-Zell-Aktivität
A	↑	↑	↑	↑	↑	
Beta-Carotin	↑	↑	↑		↑	
B_{12}	↑					↑
C		↑	↑			
E	↑	↑	↑	↑	↑	↑
Vitaminmangel verursacht						
B_6	↓	↓	↓	↓	↓	↓
A	↓	↓	↓		↓	

Ein optimierter Stoffwechsel

Wie fühlen Sie sich in diesem Moment? Wie schnell arbeitet Ihr Gehirn? Wie leistungs- und belastungsfähig sind Sie in der nächsten Stunde?
All dies hängt davon ab, ob Ihr Körper alle für den reibungslosen Stoffwechsel nötigen Mikronährstoffe zur Verfügung hat. B-Vitamine werden auch psychogene Vitamine genannt, denn sie haben einen direkten Einfluss auf die geistige Leistungsfähigkeit, die Lernfähigkeit, das Gedächtnis, die Gefühlslage und die nervliche Belastbarkeit. Unruhezustände, Aggressivität, Schlafstörungen, Konzentrationsmangel oder eine geringe Stresstoleranz hängen häufig mit einem Mangel an B-Vitaminen zusammen.

Psychische Stabilität und geistige Leistungsfähigkeit

Es gibt viele gute Beispiele für die Wirkungsweise der B-Vitamine im Nervensystem. Vitamin B_1 zum Beispiel ist an der Weiterleitung von Nervenimpulsen im Gehirn beteiligt. Außerdem hilft es beim Aufbau des Nervenleitstoffs Acetylcholin und sorgt dafür, dass dieser nicht zu schnell abgebaut wird. Durch Acetylcholin können Informationen überhaupt erst in das Gedächtnis geschrieben werden. Bei einem Mangel dieser beiden Stoffe nimmt die Merk- und Lernfähigkeit ab, da die feucht-ölige Schicht der Nerven zu trocken wird. Ein anderes Beispiel ist Vitamin B_3. Bei einem Vitamin-B_3-Mangel wird ein sehr knapper Eiweißbaustein – das Tryptophan – in Vitamin B_3 umgewandelt. Tryptophan ist aber unverzichtbarer Baustein für das Glückshormon Serotonin. Sie lösen so durch Vitamin-B_3-Mangel einen Engpass für den Aufbau von Serotonin aus. Im Tierexperiment kann man es leicht nachstellen. Entziehen Sie Nagern B_3 und Tryptophan, werden diese in kürzester Zeit hyperaggressiv, weil das Serotonin fehlt. Schon ein nur geringer Vitaminmangel beeinflusst sofort die Psyche.

Die Biochemie der Gefühle
Vor allem sind es die B-Vitamine, die am Aufbau von Nervenbotenstoffen – den Neurotransmittern – beteiligt sind. Serotonin, Dopamin oder Noradrenalin sind solche Neurotransmitter. Vitamin B_6 hilft beim Aufbau aller eiweißhaltigen Strukturen, zu denen eben auch Neurotransmitter gehören. Es ist er-

77

staunlich, mit welcher Macht diese die Biochemie der Gefühle steuern.

Noradrenalin heißt der Botenstoff der Sieger. Es macht uns selbstsicher, stressresistent, konzentriert. Es aktiviert uns, mit Begeisterung an Probleme heranzugehen. Die amerikanische Armee nutzt deswegen längst den gezielten Einsatz von B-Vitaminen und bestimmten Aminosäuren (die Bausteine für Eiweiß), damit Soldaten unter Stress an Überwachungsmonitoren länger konzentriert sind. Auch viele Topmanager setzen Eiweiß und B-Vitamine zur Steigerung der Konzentration ein.

Dopamin für den Glücksrausch. Alle Drogen, ob Ecstasy, Kokain, Zigaretten oder Alkohol wirken auf das Dopaminsystem. Sie verlängern die Anwesenheit von Dopamin an den Andockstellen (Rezeptoren) der Nerven im Gehirn. Dopamin macht euphorisch, begeistert, macht gute Laune. Prima, dass es drogenfrei geht: Für diesen wahren Glücksbotenstoff brauchen Sie Eiweiß und Vitamine.

Serotonin für ausgeglichene Nerven. Serotonin ist der beruhigende Glücklichmacher in unserem Gehirn und Nervensystem. Gedächtnisleistung, guter Schlaf, ausgeglichene Psyche, das alles hängt am Serotonin. Wie fühlen Sie sich bei Stress? Sie sind übelgelaunt, schlafen unruhig und bei Megastress versagt oft auch noch das Gedächtnis. Sie vergessen einfach Dinge. Unter Stress werden vermehrt B-Vitamine und Eiweißbausteine für die Nervenbotenstoffe aufgebraucht.

Depressionen und Vitaminmangel

Eine geringe Serotoninproduktion durch einen Mangel an B-Vitaminen kann bis in den Grenzbereich der Seele und Gefühle hineinwirken. Depressionen bei einem Menschen hängen nicht zwangsläufig mit seinen Lebensumständen zusammen, sondern sind häufig biochemischer Natur. Bei Depressiven lassen sich oft zu niedrige B-Vitaminwerte und zu niedriges Tryptophan, der Baustoff für Serotonin, messen. Zu hohe Homocystein-Werte durch eine zu niedrige B-Vitamin-

Studien: Depressionen und niedriges Folat oder hohes Homocystein

Studienteilnehmer	Ergebnis
924 Männer	↑ doppelt so hohes Risiko für Depressionen bei Männern mit höchsten Homocysteinwerten[113]
Überblicksanalyse über 11 Studien mit 15 315 Männern und Frauen	↑ 55 % höheres Risiko für Depressionen mit niedrigen Folatblutwerten[114]

Zufuhr kann man auch nachweisen. So wird der B-Vitaminmangel zum Nadelöhr für den Serotoninaufbau.

Antidepressiva wie Prozac verlängern die Anwesenheit von Serotonin im Gehirn. Man kann auch natürlich von der anderen Seite herankommen und für einen besseren Aufbau des Serotonins sorgen. So wie die Natur es seit Millionen Jahren macht. Depressive Stimmungslagen lassen sich mit Vitaminen B_1, B_3, B_6, B_{12} und Folsäure [115, 116] und bestimmten Eiweißbausteinen beeinflussen. Mehr zu Eiweiß und Psyche finden Sie in meinem Buch: »Geheimnis Eiweiß«.

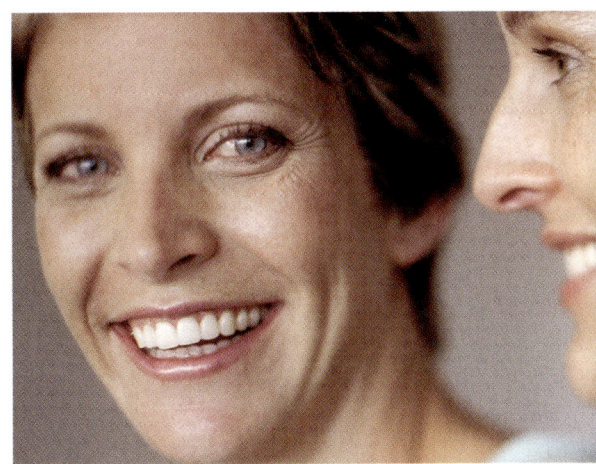

Gut gelaunt. Die Produktion von glücklich machenden Nervenbotenstoffen wie Serotonin hängt an Mikronährstoffen.

Prämenstruelles Syndrom und B-Vitamine

Frauen sind häufiger von Migräne und Depressionen betroffen als Männer. Und das hat viel öfter mit dem Stoffwechsel zu tun als man denkt. 75 % der Frauen erreichen nicht das Minimum des Nervenvitamins B_6. Grund dafür sind häufige Diäten, hormonelle Umstellungen während der Regel und nicht zuletzt auch die Einnahme der Anti-Baby-Pille. Allein schon die Anti-Baby-Pille kann das Vitamin B_6 im Blut um 20 % absenken. Durch den resultierenden B-Vitamin-Mangel erfährt der Aufbau des Serotonins starke Schwankungen. Ein Drittel aller Frauen zwischen 30 und 40 Jahren leidet an PMS, mit der

Folge häufiger Depressionen, Stimmungsumschwüngen und plötzlichem Heißhunger auf Süßes – besonders auf Schokolade. Der Körper scheint schon selbst zu vermitteln, was ihm fehlt, denn Schokolade ist serotoninhaltig.

Einer der Gründe für PMS ist ein kombinierter Mangel an Vitamin B_6, B_3 und Tryptophan. Wenn sich das Hormonsystem einer Frau eine Woche vor der Regel umstellt, dann wird mehr Vitamin B_6 und Vitamin B_3 aufgebraucht. Beispielsweise wird Vitamin B_6 aktiv an bestimmten Andockstellen für Hormone im Körper benötigt. Gleichzeitig

DIE REALITY-SHOW MIT B-VITAMIN-ENTZUG

B-Vitamine sind lebenswichtig. Wie sich ein 4-wöchiger B-Vitamin-Entzug auswirkt, kann man sehr anschaulich an einem Experiment der Universität Iowa mit Gefängnisinsassen nachvollziehen, die eine Vitamin-B_6-freie Nahrung bekamen.

Erste Woche:

Die Insassen hatten Kopfweh, wurden entweder immer aggressiver oder depressiv, waren leicht irritierbar oder apathisch, antriebslos und müde. Sie bekamen Konzentrationsprobleme und litten unter Schlaflosigkeit. Und das nach der ersten Woche? Sie merken es schon: Als Erstes fallen die Neurotransmitter ab. Es treten die Symptome des leichten Vitamin-B_6-Mangels auf, den auch viele Normalbürger mehr oder weniger ausgeprägt haben. Immerhin bekommen Dreiviertel aller Deutschen nicht genügend Vitamin B_6 mit der Nahrung.

Zweite Woche:

Es traten vermehrt schuppig-gerötete Haut, Ekzeme, rissige Lippen auf. Der Grund: Inzwischen fehlt das Vitamin B_6 bereits für den Eiweißaufbau der sich immer wieder und schnell erneuernden Hautzellen.

Dritte Woche:

Die Insassen bekamen Durchfall, Übelkeit und Erbrechen. Zusätzlich werden die Eiweißspeicher – die Muskeln – abgebaut.

Vierte Woche:

Dramatisch. Es trat Blutarmut auf. Das Immunsystem der Gefängnisinsassen brach zusammen, mit einem Absturz der weißen Blutkörperchen, der Antikörper und der Killerzellen. Das Experiment musste an dieser Stelle abgebrochen werden.

Die Gefängnisinsassen wurden mit der versprochenen Haftverkürzung belohnt. Dieser 4-Wochen-Schnelldurchlauf zeigte, wie sich ein Vitamin-B_6-Mangel auswirkt. Ohne es zu wissen, leiden viele Menschen mehr oder weniger stark unter den Symptomen einer Vitamin-B_6-Unterversorgung. Ein mittelschwerer Vitamin-B_6-Mangel findet sich recht häufig bei Schwangeren und Alten. Ein schwerwiegender Vitamin-B_6-Mangel mit den beschriebenen Folgen eines starkem Muskelverlustes und verminderter Immunfunktion findet man bei chronisch und schwer Kranken. Dieses Experiment zeigt aber vor allem eines: Der biochemisch gesteuerte Stoffwechsel leidet sofort unter einer sich verschlechternden Mikronährstoffzufuhr.

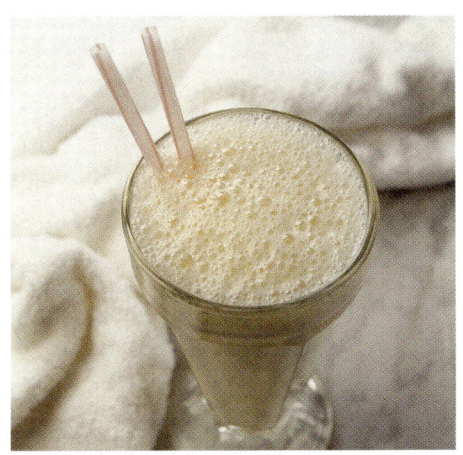

Nervlich belastbar und geistig fit. Dazu brauchen Sie Mikronährstoffe im Alltagsstress.

wird mehr Vitamin B_3 gebildet, und zwar aus Tryptophan, dem unersetzlichen Baustoff für den Glücksbotenstoff Serotonin. Inzwischen gibt es 9 Studien mit über 1 000 Teilnehmerinnen[117], die zeigen, dass PMS-Symptome mit der Gabe von täglich 50–200 mg Vitamin B_6 um 40–80 % zurückgehen. Auch zusätzliches Tryptophan hat sich in Studien als wirksames Mittel gegen PMS gezeigt.[118] Zusätzliche B-Vitamine und ein tryptophanhaltiger Eiweißshake pro Tag können das Serotonin anheben und so wahre Stimmungswunder bewirken.

Hyperaktive Kinder – Nährstoffe für das Nervensystem

Das Problem mit hyperaktiven Kindern belastet immer mehr Eltern. ADHS (Aufmerksamkeitsdefizit- und Hyperaktivitätssyndrom) ist ein riesiges Geschäft für die Pharmaindustrie. Oft wird viel zu schnell mit Medikamenten behandelt, von denen man die Langzeiteffekte gar nicht kennt, anstatt zuerst einmal Nährstoffdefizite zu beheben. In Großbritannien und den USA wird seit vielen Jahren die therapeutische Alternative mit Nährstoffen eingesetzt. Sie kann die Kernsymptome um bis zu 20 % senken. Auch in schwereren Fällen lassen sich oft noch Medikamente einsparen. Die »Generation Junk-Food« stopft zwar viele Kalorien

in sich, aber bekommt kaum Nährstoffe für Nerven und Gehirn. Nährstoffe können oft den entgleisten Stoffwechsel bei hyperaktiven Kindern wieder in neue Bahnen lenken: Mehr B-Vitamine und Magnesium für das Nervensystem, mehr Eiweiß für wichtige Nervenbotenstoffe und vor allem so viel Omega-3-Fette wie möglich für das Gehirn. Gerade in den wichtigen weichenstellenden Jugendjahren, in denen sich das ganze spätere materielle Leben durch schulische Leistung entscheidet, sind zusätzliche Nerven- und Gehirnnährstoffe und eine gute Ernährung wichtig. Ganz abgesehen von dem Stress, den Eltern sich dadurch ersparen.

81

Geistig fit im Büro

Wenn Sie nährstoffarmes, fettes Junk-food in der Betriebskantine essen und keine zusätzlichen Vitamine, Minera-lien und Spurenelemente zu sich neh-men, brauchen Sie sich nicht zu wun-dern, wenn Sie geistig und körperlich nur mit gedrosseltem Tempo arbeiten. Am Nachmittag fällt bei vielen, die durch Fettverdauung lahmgelegt sind, die Leistung gegen Null. Das Eiweiß aus einem fetten Schweinebraten erreicht durch die lange Verdauungszeit frühes-tens nach 3–4 Stunden die Blutbahn. Wer mittags dagegen leicht verdaulich isst, zusätzlich mit einem Shake schnell verfügbares Eiweiß und Vitamine tankt, der kann am Nachmittag die entsprechenden Neurotransmitter für geistige Leistungsfähigkeit und Kon-zentration aufbauen. Hier liegen enor-me Leistungsreserven. Das fitte Gehirn, ein stabiles Nervenkostüm unter Stress und positive Laune: Das ist Ihr wahrer Konkurrenzvorteil gegenüber den Kol-legen, deren Stoffwechsel am Boden liegt. Wie häufig bei gestressten, ver-haltensauffälligen Managern ein Stoff-wechselproblem vorliegt – darüber können Sie ja einmal spekulieren ...

Tipp

> Sie fühlen sich immer genau so gut, wie Ihr Stoffwechsel funktioniert. Wenn wichtige Mikronährstoffe feh-len, wird der Stoffwechsel verlang-samt. Sie werden gereizt, übellaunig und Ihre Leistung fällt ab. Mit Mikro-nährstoffen können Sie Ihr Nerven-kostüm und Ihre Leistungsfähigkeit entscheidend beeinflussen.

Würden Sie Ihren Ferrari mit Heizöl betanken?

Jedem ist klar: Wenn Sie einen Ferrari mit Heizöl betanken, werden Sie nie Höchstgeschwindigkeit erreichen. Ihre menschliche Stoffwechselfabrik kann auch nur Höchstleistungen erbringen mit den wichtigen Stoffwechselbe-schleunigern – den Mikronährstoffen. Die Biostoffwechselmaschine funkti-oniert, wie Sie bereits wissen, wie ein Fließband in einer Fabrik, in vielen ein-zelnen Montage- und Verarbeitungs-schritten, die nacheinander ausgeführt werden müssen. Wenn am Anfang des Produktionsprozesses ein Vitamin, Mineral oder Spurenelement fehlt, wird das Band (der Stoffwechsel) Stück für Stück verlangsamt.

Interview

Prof. Klaus Pietrzik, Professor am Institut für Ernährungswissenschaft der Universität Bonn, ist ein international anerkannter Experte im Bereich der B-Vitamine und der Prävention. Über 300 wissenschaftliche Publikationen machen ihn zu einem der ganz herausragenden Experten.

Andreas Jopp: Was ist Schwerpunkt Ihrer Forschung? Was macht Vitamine so spannend?

Prof. Pietrzik: Ich arbeite seit 30 Jahren am Institut für Ernährungswissenschaft der Universität Bonn. Der Schwerpunkt meiner Forschung sind Mikronährstoffe – speziell die B-Vitamine. Das Spannende an Vitaminen ist, dass man auch nach deren Entdeckung zu Beginn des letzten Jahrhunderts immer wieder neue Wirkungen entdeckt. Früher ging es darum, Mangelsymptome zu verhindern. Heute geht es darum, präventive, das heißt vorbeugende Wirkungen auszuschöpfen, die mit Herz-Kreislauf-Erkrankungen, aber auch mit Alzheimer- und Demenzerkrankungen verbunden sind.

Werden die Ergebnisse aus der Forschung der Ernährungswissenschaft zu Übergewicht, Blutdruck oder Herz-Kreislauf-Erkrankungen ihrer Bedeutung entsprechend in der ärztlichen Praxis berücksichtigt?

Bei der Umsetzung von wissenschaftlichen Erkenntnissen in die Praxis vergehen üblicherweise 10 Jahre. Dazu

müssen Sie wissen, dass Forschung zuerst einmal zu Lehrbuchwissen werden muss. Nehmen Sie das Beispiel Homocystein. Ich forsche auf diesem Gebiet schon seit 15 Jahren, und erst die neueren Lehrbücher für Innere Medizin berücksichtigen überhaupt das Homocystein, gerade einmal auf einer halben Seite.

Und wie steht es um die Ernährungsausbildung der Ärzte?

Bedauerlicherweise wird im ärztlichen Studium in Deutschland zu wenig Wert auf die Grundlagen der Ernährung gelegt. Selbstredend werden Vitamine in ihrer Funktion im Rahmen des Grundstudiums behandelt. Aber in der weiteren Ausbildung treten diese wichtigen Mikronährstoffe nicht mehr in Erscheinung. Die meisten praktischen Ärzte wissen gar nicht so ganz genau wie einzelne Vitamine arbeiten und wofür Sie gut sind. Die neueren Nährstoffstudien sind den meisten Ärzten überhaupt nicht bekannt. Man trifft da meist auf ein recht allgemeines Wissen, etwa dass man genügend Vitamine über die Nahrung zuführen sollte. Den

Hintergrund sollte der Patient wissen, wenn er mit seinem Arzt über Vitamine spricht und eine abweisende Haltung vorfindet.

Inwieweit sind wir unterversorgt mit Folat?
Unsere gesamte Bevölkerung ist nicht optimal mit Folat versorgt. Über die Hälfte der Bevölkerung liegt sogar 75 % unter der gewünschten Zufuhr. Das liegt einfach daran, dass wir nicht 5 Portionen Obst und Gemüse am Tag verzehren; das tut praktisch niemand.

Folat ist nun mal bevorzugt in Obst und Gemüse enthalten. Es wurde 1940 aus Blattspinat isoliert. »Folium« – lateinisch »das Blatt« hat dem Vitamin seinen Namen gegeben.

Insgesamt decken 90 % der Bevölkerung die Minimum-Folatzufuhr nicht. Ist der Anspruch der Deutschen Gesellschaft für Ernährung (DGE), die Bevölkerung umzuerziehen, nicht sehr unrealistisch?
Das ist völlig richtig. Denn die Folate in Lebensmitteln sind sehr empfindlich. Beim Kochen und Lagern werden die Folate zerstört. Das ist anders mit der synthetischen Folsäure, die absolut stabil ist. Auch, wenn damit Nahrungsmittel angereichert werden, wird die Folsäure durch die Nahrungszubereitung oder beim Backen nicht zerstört.

Zwar ist es nicht von der Natur vorgesehen, dass wir in ein Nährstoffdefizit gelangen und die Natur hat es auch nicht darauf angelegt, dass wir in Apotheken gehen müssen. Auf der anderen Seite gibt es Lebensmittel, die zwar folatreich sind, die wir aber aus anderen Gründen nicht mehr essen. So ist etwa Leber das folatreichste Lebensmittel, aber aufgrund von Schadstoffbelastungen und hohem Vitamin-A-Gehalt wurde vom regelmäßigen Verzehr von Leber abgeraten.

Selbst die DGE gibt zu, dass es Frauen »kaum möglich ist, den Mehrbedarf an Folat über die normale Ernährung zu decken«[119]. Auch bei Kindern schafft man es ohne Anreicherung nicht mehr. Sollten Frauen zwischen 14–45 Jahren Folsäure zusätzlich einnehmen?
Man kommt nicht umhin, bei einer derartigen Mangelsituation über Folsäureanreicherung ernsthaft nachzudenken. Das wird inzwischen in mehr als 30 Ländern weltweit gefordert. In USA, Kanada, Brasilien und Chile ist es bereits gesetzlich umgesetzt. In Europa stehen Österreich, England und Irland vor der Einführung einer Anreicherung von Grundnahrungsmitteln. In Deutschland wird nur diskutiert, aber es wird praktisch nicht umgesetzt.

Die Forschung liegt seit über 20 Jahren auf dem Tisch und die Anreicherung von Grundnahrungsmitteln ist seit 1998 in den USA gesetzlich vorgeschrieben. Warum braucht die DGE immer so lange?
Das hat sich ja in dem Punkt nun geändert. Übereinstimmend wird jetzt die Auffassung vertreten, dass man einer Anreicherung zustimmen solle. Dies ist jedoch aus politischen Gründen offensichtlich nicht gewollt oder auch nicht durchsetzbar. Dabei kann man alles, wenn man nur will! Stattdessen versteckt man sich hinter Artikel 2 des Grundgesetzes, der besagt: »Jeder hat das Anrecht auf körperliche Unversehrtheit und individuelle Entfaltungsmöglichkeit«. Die Juristen sind also der Meinung, dass Artikel 2 und damit die individuelle Entfaltungsmöglichkeit nicht mehr gewährleistet seien, wenn eine Zwangsanreicherung von Grundnahrungsmitteln durchgeführt würde. Aus diesem Grunde ist damit nicht so schnell zu rechnen.

Das ist sehr deutsch. Warum einfach, wenn es auch kompliziert geht. Das hatten wir schon beim Nichtraucherschutz. Oder beim Jodmangel, der jährlich 1 Milliarde Euro Kosten durch Schilddrüsenprobleme verursacht. Schon 1 Kilometer hinter der Schweizer Grenze sind Kropfbildung und Schilddrüsenprobleme fast unbekannt, weil – gesetzlich vorgeschrieben – jodiert wird. In Deutschland gibt es selten ein

Erkenntnisproblem, sondern viel zu oft ein Umsetzungsproblem. Wird es also noch einmal 20 Jahre dauern?
Der Bundesrat hat die Bundesregierung aufgefordert, eine Folsäure-Aufklärungskampagne zu starten …

Wie viele Kinder werden bis dahin noch mit Neuronaldefekt abgetrieben werden müssen oder geboren werden?
Man geht von 700–1 400 Neuronalrohr-Defekten pro Jahr aus. Etwa die Hälfte davon wird rechtzeitig erkannt, und dann wird nach entsprechender Aufklärung und Abstimmung gegebenenfalls eine Abtreibung eingeleitet. Viele Fälle werden auch nicht erkannt. Und man kann hochrechnen, dass etwa 400–500 Kinder mit schweren Behinderungen geboren werden und lebenslanger Pflege bedürfen.

Über 10 Jahre gerechnet, also seit der Einführung in den USA, hätte man mit ein paar Mikrogramm Folsäure 14 000 Kinder mehr und 14 000 tragische Familienschicksale weniger in Deutschland haben können. Interessant für ein Land, in dem der Staat sonst mit viel Geld förmlich um Kinderreichtum bettelt …
Eine Anreicherung von Grundnahrungsmitteln und Aufklärung sind dringend notwendig!

Auf Beipackzetteln von Nahrungsergänzungsmitteln dürfen bekanntlich keine Aussagen über die Wirkungsweisen von

SPEZIAL

Vitaminen gemacht werden, obwohl weltweit wichtige Studien zu Vitaminen ausgewertet wurden, die solche Aussagen rechtfertigen würden.

Es wäre sicherlich sinnvoll, auch auf den Beipackzetteln mehr über Vitamine informieren zu können. Andererseits bedürfen medizinische Aussagen zu Vitaminen einer Arzneimittelzulassung. Dafür sind wiederum teure Studien notwendig, Geld, das keine Pharmafirma für ein nichtpatentierbares Vitamin in die Hand nehmen würde.

Die gute Vitamin- bzw. Folatversorgung vermindert das Risiko von Herz-Kreislauf-Erkrankungen bei Gesunden …

Ja, das haben einschlägige Studien aus den USA und Kanada gezeigt. Hier werden schließlich seit 1998 die Grundnahrungsmittel mit Folsäure angereichert. Die Ergebnisse zeigen auch, dass es innerhalb weniger Jahre zu einem statistisch bedeutsamen Abfall der Anzahl von Schlaganfällen gekommen ist. Diese Daten basieren immerhin auf einer Bevölkerungsgruppe von 250 Millionen Menschen.

In der Vorbeugung von Herz-Kreislauf-Erkrankungen bei Gesunden funktioniert zusätzliche Folsäure ja sehr gut. Ich habe immer den Eindruck, dass Patienten, die bereits eine Erkrankung haben, das Potenzial von Vitaminen zur Reparatur von Schäden überschätzen. Vitamine wirken mehr in der Verhin-

derung von Erkrankungen anstatt als therapeutische Medikamente.

Das kann ich bestätigen. Aber auch dazu gibt es noch interessante Studien, z.B. solche, die sich mit Ablagerungen an den Arterien beschäftigen. Hier konnte gezeigt werden, dass es durch Vitamingabe zu einer Verminderung der Ablagerungen kommt. Andere Studien zeigen, dass die Gefäßwanddicke nach Folsäure-Behandlung günstiger ausfällt als nach reiner Placebo-Behandlung. Es ist also durchaus denkbar, dass auch bei bereits erkrankten Patienten noch positive Effekte entstehen.

Es wird viel darüber diskutiert, wie viel B-Vitamine wir brauchen. Genetische Einflüsse, Erkrankungen, Medikamente und vieles andere können den Vitaminbedarf erheblich steigern. Der Homocysteinspiegel ist hier sehr interessant. Ist er zu hoch, muss man nicht lange über Pro und Contra von Vitaminen diskutieren, sondern man kann schlicht feststellen: Hier langt die Zufuhr nicht. Fazit: Ernährungsgewohnheiten gründlich überarbeiten und eventuell Vitamine einnehmen.

Ja, Homocystein kann man messen als Kenngröße zur Beuteilung des Vitamin-B-Status und als Risikofaktor für diverse Erkrankungen. Homocystein lässt sich durch Folat und Vitamin B_{12} sehr gut senken.

SPEZIAL

Wo sollte das Homocystein denn liegen?
Der Homocysteinwert beim Gesunden ohne Risikofaktor ist bis 12 micromol tolerierbar. Bei Menschen über 60 Jahren oder solchen mit Risikofaktoren sollte der Wert aber 10 micromol nicht überschreiten.

Berücksichtigen die Ärzte den Homocysteinspiegel?
Mehr Ärzte als vor 10 Jahren kennen die Bedeutung des Homocysteinspiegels. Aber wenige setzen dies therapeutisch um und senken diesen mit B-Vitaminen.

Das ist ja ähnlich bei der blutfettsenkenden Wirkung von Vitamin B_3. Pharmafirmen predigten den Ärzten immer, dass Vitamin B_3 nicht wirkt. Deshalb kam es kaum zum Einsatz. Inzwischen werden aber die ersten Blutfettsenker zusammen mit Vitamin B_3 in einer Tablette kombiniert.
Ja, genau

Ein weiterer Schwerpunkt Ihrer Arbeit liegt auf dem Zusammenhang zwischen B-Vitaminen und dem geistigen Abbau – der Demenz – im Alter. Sind Ältere mit B_{12} generell unterversorgt und lässt sich hier mit Vitaminen vorbeugen?
Sowohl als auch. Das Problem ist das Folgende: Bis zu 30 % aller über 60-Jährigen entwickeln eine Gastritis. Es steigt der pH-Wert im Magen. Und dann ist es nicht mehr möglich,

Vitamin B_{12} aus der Eiweißbindung zu lösen und aufzunehmen. Auf diese Weise entwickeln viele einen Vitamin-B_{12}-Mangel, selbst wenn sie B_{12} mit der normalen Nahrungsaufnahme zuführen. Es macht daher viel Sinn, bei älteren Menschen Vitamin B_{12} extra zuzuführen. Da sind sich die Fachleute einig.

In den USA wird inzwischen überlegt, neben der Folsäureanreicherung auch mit Vitamin B_{12} anzureichern. Das macht Sinn. Denn Folsäure und B_{12} sind gemeinsam am Homocystein-Stoffwechsel beteiligt. Und Älteren mangelt es häufig an beidem. Das führt zu erhöhten Homocysteinspiegeln, und diese sind verantwortlich für das Fortschreiten von Gefäßschäden, auch im Gehirn.

Und wie funktioniert das genau?
In der Folge kommt es zu Schäden an den kleinen Gefäßen im Gehirn. Das führt zu Minderdurchblutung, und das bedeutet auch eine verminderte Nährstoffversorgung. Dadurch kommt es zu Mikroinfarkten mit entsprechenden Leistungseinbußen geistiger Art. Diese Einschränkung der geistigen Leistungsfähigkeit mit Ursprung im Gefäßsystem lässt sich nur schwer von den Einschränkungen durch Alzheimer unterscheiden. Offenbar gehen beide Prozesse parallel.

SPEZIAL

Außer Demenz spielen auch Depressionen bei Älteren eine große Rolle. B-Vitamin-Mangel und Nervenbotenstoffe hängen eng zusammen …

Die B-Vitamine sind direkt am Aufbau der Nervenbotenstoffe beteiligt. Außerdem sind die B-Vitamine für die Produktion von Cholin, Acetylcholin, also Bausteinen für Nervengewebe und Nervenleitung notwendig. Dementsprechend ist es nicht verwunderlich, dass bei einem Mangel entsprechende Ausfallerscheinungen beobachtet werden.

Welchen Einfluss haben B-Vitamine auf die Leistungsfähigkeit?

Wir untersuchen zur Zeit bei Sportlern, ob zusätzliche B-Vitamine zu einer Fitnesssteigerung führen. Da haben wir erste positive Ergebnisse veröffentlicht, die zeigen, dass dadurch eine Leistungsoptimierung erzielt werden kann.

Wie kommt es, dass man in der Presse häufiger Negativschlagzeilen über Vitamine lesen kann als positive Nachrichten?

Da gibt es Erstaunliches zu beobachten, was selbst mich als neutralen Wissenschaftler verblüfft. Vor allem zu nennen ist die Geschwindigkeit, in der Vitamin-Studien, wenn sie denn einmal mit negativen Ergebnissen daherkommen, verbreitet werden. Zum Beispiel die NORVIT-Studie: Quasi sofort wurde

dazu eine Pressekonferenz einberufen und gesagt, die Homocystein-Theorie sei tot. Zwei Tage später schon brachten es die Zeitungen. Am selben Tag erschien allerdings ebenfalls die Studie aus Nordamerika, die zeigte, dass es zu einem bedeutsamen Abfall von Schlaganfällen durch die gesetzliche Folsäureanreicherung kam. Darüber wurde jedoch in der Öffentlichkeit nicht berichtet. Es erstaunt also, wie die Dinge platziert werden. Auch überrascht, dass negative Ergebnisse immer zuerst publiziert werden und ein entsprechendes Presseecho erhalten. Für positive Ergebnisse interessiert sich dort kaum jemand, und die normalen Leser können das natürlich nicht erkennen oder wissen. Sie lesen die negativen Schlagzeilen, die auch im deutschen Ärzteblatt erscheinen und sind natürlich gutgläubig in dem Punkt.

Ja, es ist in der Tat eine allgemeine Tendenz zu beobachten, dass die Gefahr der Überdosierung der B-Vitamine immer stärker betont wird, als zum Beispiel der positive Effekt auf die Herz-Kreislauf-Erkrankungen …

Was natürlich blanker Unsinn ist. Überdosierungen von Vitamin B_{12} sind unbekannt. Ebenfalls ist eine Überdosierung von Folsäure vollkommen untoxisch. Das einzige, was hierzu in der wissenschaftlichen Literatur vor 50 Jahren beschrieben wurde, war, dass man durch hohe Gaben von Folsäure die Symptome eines Vitamin-B_{12}-Mangels zum Verschwinden bringen kann. Das ist aber zuletzt in den 50er Jahren des letzten Jahrhunderts beobachtet worden, als man Folsäure noch in extremen Hochdosismengen einsetzte. Solche Dosierungen nimmt niemand. Seitdem ist auch kein Bericht mehr darüber in der wissenschaftlichen Fachliteratur erschienen. Es ist also sehr zweifelhaft, mit solchen Argumenten hausieren zu gehen und zu behaupten, B-Vitamine seien gefährlich.

Ein Überschuss an B-Vitaminen wird also über den Urin auch problemlos ausgeschieden ...
Ja. Bei Vitamin B_6 kann man noch darüber diskutieren, wo die Grenze liegt. Es besteht aber für den Gesunden überhaupt gar keine Notwendigkeit, mehr als das Zwei- bis Dreifache der empfohlenen Tagesdosis Vitamin B_6 einzunehmen. Wenn man das 20-fache einnimmt, gut, dann kann man überlegen, ob es zu unerwünschten Nebenwirkungen kommt.

Gehören alle deutschen Professoren im Bereich der Ernährungswissenschaften der DGE – der Deutschen Gesellschaft für Ernährung – an?
Ich selbst bin nicht Mitglied der DGE, werde aber als Experte bei der DGE gehört und habe verschiedene Empfehlungen z.B. für Folsäure- und Vitamin-B_{12}-Referenzwerte für die DGE formuliert. Ich habe immer meine eigene Meinung vertreten und war immer so etwas wie ein Vordenker oder Querdenker. Mittlerweile ist mein Forschungsschwerpunkt aber auch bei der DGE angekommen. Manche brauchen eben etwas länger.

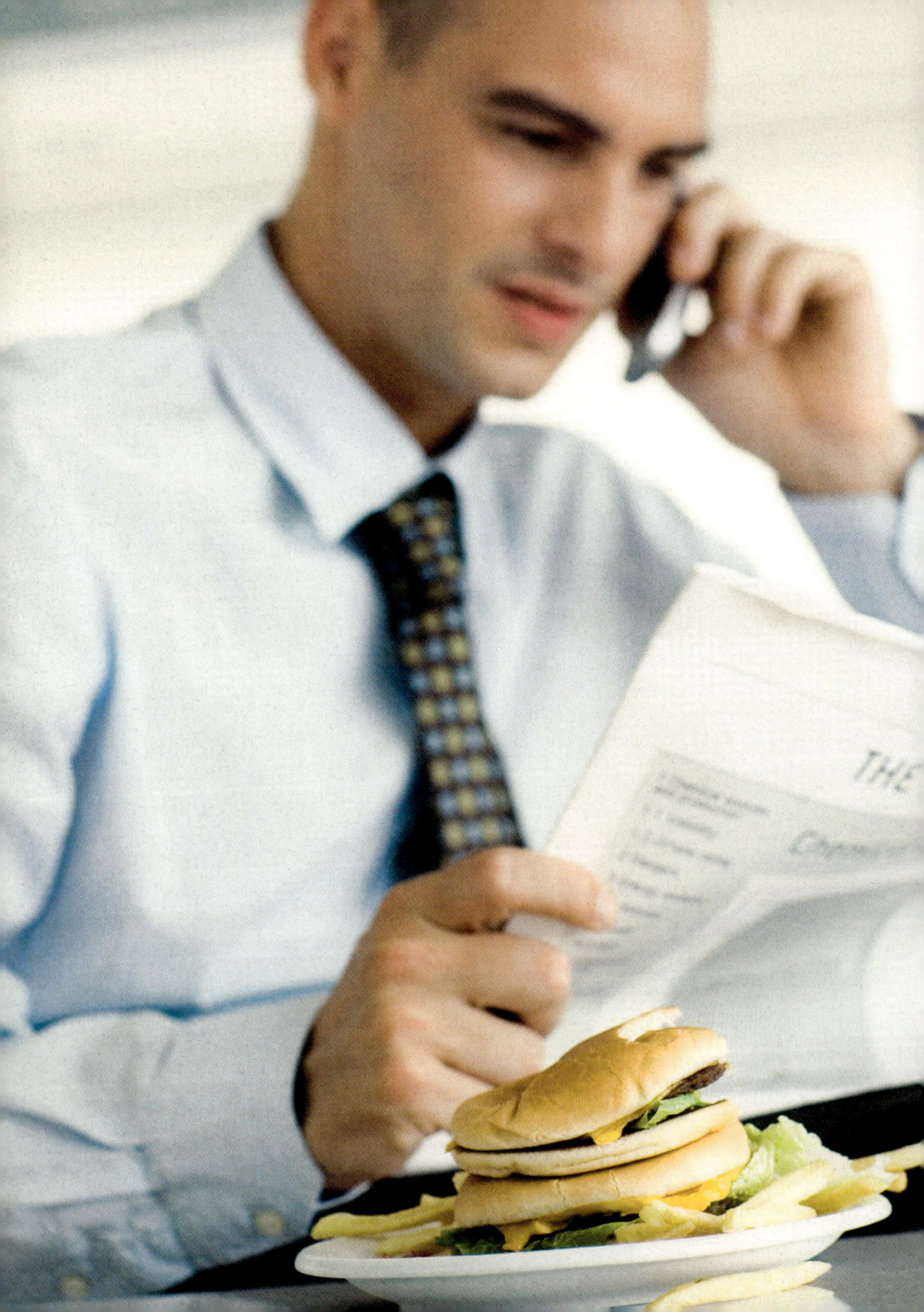

Der Mangel im Überfluss

Haben weite Teile der Bevölkerung wirklich einen Vitaminmangel? Wie fühlen sich typische Vitaminmangelsymptome an? Wie hoch ist der Vitaminverlust bei der Verarbeitung und Lagerung von Lebensmitteln? Warum bekommen wir weniger Vitamine als in der Evolution? Warum sind Vitaminzufuhr-Empfehlungen oft veraltet und entsprechen nicht dem Optimum zur Krankheitsprävention? Was können Sie von Vitaminen erwarten? Wann wird die Wirkung von Vitaminen überschätzt?

Mikronährstoffmangel – kein Einzelfall

Was glauben Sie: Decken Sie Ihren Minimalbedarf an Vitaminen?
Wie die Mehrheit Ihrer Mitmenschen werden Sie diese Frage mit Ja beantworten.

Wie sieht die Realität aus? Studien mit über 80 000 Teilnehmern aus Deutschland, Frankreich und den USA, in denen das Einkaufs- und Ernährungsverhalten untersucht wurde, zeigen, dass 80 % der Bevölkerung noch nicht einmal den Minimalbedarf an Vitaminen, der zur Vermeidung von Mangelerscheinungen nötig ist, mit der Nahrung zu sich nehmen.

Vielleicht gehören Sie zu den 20 %, die durch eine außergewöhnlich gesunde Ernährung diesen Minimalbedarf abdecken. Selbst dann werden Sie aber durch die Ernährung mit unseren heutigen Lebensmitteln auf keinen Fall eine optimale Vitaminzufuhr erreichen, wie sie zur Vorbeugung von Krebs und Herz-Kreislauf-Erkrankungen notwendig wäre.

Was bedeutet überhaupt Minimalzufuhr? Was zeigen die Studien zum Ernährungsverhalten eigentlich? Was können Sie für sich daraus entnehmen?
Die Deutsche Gesellschaft für Ernährung (DGE) gibt extrem niedrige tägliche Zufuhrempfehlungen (Referenzwerte) für Vitamine und Mineralstoffe zur Vermeidung von Mangelerscheinungen. Diese Mengen sollten von allen Teilen der Bevölkerung über Nahrungsmittel erreicht werden. Dieser Minimalbedarf stellt das untere Limit, sozusagen ein Vitamingrundrecht dar. Er schließt nicht einen erhöhten Verbrauch durch besondere Belastungen wie Alter, Wachstum, Schwangerschaft, Krankheit, Zigaretten- und Alkoholkonsum oder Medikamente mit ein.

Info

Die Minimalversorgung entspricht nicht der optimalen Versorgung. Die Experten sind sich hier einig. Eine optimale Versorgung liegt um das 3- bis 5-fache über der Minimalversorgung, wie sie die DGE-Werte formulieren.

Hoher Mikronährstoffmangel in der Bevölkerung

Die fünf großen Verzehrstudien aus drei hoch entwickelten Ländern zeigen, dass trotz der niedrig angesetzten Minimalwerte der Großteil der Bevölkerung mit Vitaminen, Mineralien und Spurenelementen unterversorgt ist. Wie sieht die Versorgung genau aus?

Die Deutschen – Mangel im Überfluss

An der Nationalen Verzehrstudie in Deutschland (Vera) nahmen 23 000 repräsentativ ausgewählte Verbraucher teil. Bei Frauen zwischen 19 und 35 Jahren besteht danach ein Mangel

- bei 49 % an Vitamin C
- bei 66 % an Vitamin B_{12}
- bei 99 % an Folat
- bei 90 % an Vitamin D und
- bei 76 % an Vitamin B_6

Bei Folat, Zink, Jod und Kalzium kommt kaum ein Bundesbürger auf die ohnehin niedrigen Minimalwerte, welche die Deutsche Gesellschaft für Ernährung empfiehlt. Für Selen wird gar nicht erst ein Richtwert angesetzt. Er wäre mit der Ernährung in Deutschland durch die selenarmen Böden ohnehin nicht zu decken. Der Stoffwechsel und das Immunsystem vieler Deutscher verhungern an vollen Töpfen.

Die Amerikaner – Die Zukunft der deutschen Fastfood-Generation?

In den USA nahmen 21 500 Teilnehmer an einer Studie des Landwirtschaftsministeriums teil.[120] Keiner, ich betone, k e i n e r der 21 500 Teilnehmer erreichte die von der RDA, dem amerikanischen Pendant der DGE, empfohlenen Minimalwerte für die Vitamine A, B_1, B_2, B_6 und B_{12} sowie für Kalzium und Eisen. Wer auch nur einmal am Tag hochverarbeitete Lebensmittel oder Junkfood isst, hat kaum noch eine Chance, die Minimalzufuhrwerte zu schaffen.

Frankreich – So gut ernährt sich der Franzose wirklich

In Frankreich gab es drei große repräsentative Studien: ESVITAF, die Ver-

GUT ZU WISSEN

Minimalzufuhr wird kaum erreicht

Die Zufuhrempfehlungen sind Ihr Minimalbedarf für Mikronährstoffe. Die großen Verzehrstudien zeigen: Selbst dieser untere Wert wird heute kaum noch erreicht. Wen wundert es dann, dass dieser Mangel zu den vielfältigen Symptomen eines Mikronährstoffmangels führt, unter dem so viele leiden, ohne dass sie die Ursache erkennen.

zehrstudie im Burgund und die Studie im Val de Marne. Diese drei Studien zeigen, dass auch unsere gourmetfreudigen Nachbarn die empfohlenen Minimalwerte durch die Ernährung nicht erreichen. Dr. Curtay zeigte, welcher Prozentsatz der Bevölkerung die Vitamin- und Mineralienempfehlungen nicht erreicht und fasste die drei Studien in der Tabelle oben zusammen.[121]

Die Zufuhrempfehlungen stellen den Minimalbedarf für Mikronährstoffe dar. Die großen Verzehrstudien zeigen, dass selbst dieser untere Wert heute kaum noch erreicht wird. Die Franzosen, genau wie alle Nordeuropäer, essen 40 % der Kalorien als Fett. Im Fett sind aber fast keine Mikronährstoffe enthalten. So kann man selbst im Schlaraffenland Frankreich nicht auf die Minimalzufuhr kommen.

Anteil der Bevölkerung, der nicht die empfohlenen Minimalwerte durch die Ernährung deckt (ausgewertet wurden drei Studien in Frankreich[122, 123, 124])

Vitamin-/Mineralmangel	Männer	Frauen
↓ A	12–60 %	9–50 %
↓ B1	43–80 %	69–80 %
↓ B2	27–60 %	24,6–60 %
↓ B3	49,5 %	49,3 %
↓ B6	67,5–80 %	90–92 %
↓ Folat	40–90 %	50–90 %
↓ C	25–60 %	15–60 %
↓ D	90–98 %	90–98,6 %
↓ E	40–100 %	75–100 %
↓ Kalzium	20 %	30 %
↓ Eisen	5 %	55–90 %
↓ Magnesium	60 %	80 %
↓ Zink	80 %	90 %
Selen	90 %	90 %

Ernährungsexperten nehmen Mikronährstoffe

Die meisten Experten geben für eine optimale Versorgung, zumindest bei den Antioxidanzien, 3- bis 5-fach höhere Werte als die DGE an. So auch die amerikanische Krebsgesellschaft, die ganz eindeutig eine höhere Zufuhr empfiehlt. Würde die Deutsche Gesellschaft für Ernährung (DGE) ihre Empfehlungen nach oben korrigieren, hätte ein noch größerer Teil der Bevölkerung eine deutliche Unterversorgung. Dann müsste man aber auch zugeben, dass die Empfehlung für eine »abwechslungsreiche« Ernährung nicht mehr ausreicht.

Die meisten Experten sind sich dieser Tatsache längst bewusst: Eine Umfrage des Magazins Prevention bei den angesehensten Ernährungswissenschaftlern der USA ergab, dass diese ausnahmslos Vitamine zusätzlich einnehmen. Vor allem Vitamin C wird von Ernährungsexperten in einer Dosierung von 500 bis 3 000 mg täglich eingenommen. Dieser Wert liegt 6- bis 40-fach über den Empfehlungen der RDA.[125]

Dr. Burton Kallmann von der National Nutritional Food Association hat ausgerechnet, dass für die Standarder-nährung von Affen in amerikanischen

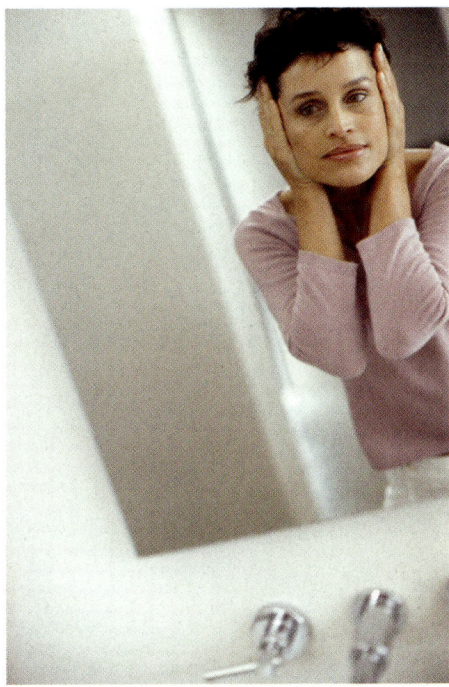

Sie können keine Höchstleistung von der Biomaschine Mensch erwarten, wenn Sie Junkfood tanken. Sie sind nur so leistungs-fähig wie Ihr Stoffwechsel

Info

RDA-US und RDA-EU sind die amerikanischen bzw. europäischen Minimalzufuhrwerte für Mikronährstoffe. Die Bezeichnung RDA finden Sie häufig auf dem Etikett, wenn Sie Vitamine aus dem Ausland mitbringen. Eine Vitamintablette enthält dann zum Beispiel für Vitamin B_3 so und so viel Prozent des RDA-Minimalbedarfs.

Zoos 23-fach höhere Werte empfohlen werden, als die RDA es dem Menschen zugesteht.[126] So viel Vitamine brauchen unsere nächsten Verwandten zur Erhaltung der Gesundheit, um sich vor Infektionen zu schützen und sich im Zoo zu vermehren. Das Genmaterial von Affen weicht gerade einmal 1% von unserem Genmaterial ab.

Vitaminmangel und Mangelsymptome

Vergleichen Sie doch einmal in der Tabelle auf Seite 97 die typischen Vitamin-Mangelsymptome und den Anteil der Bevölkerung, der die Minimalwerte für diese Vitamine nicht erreicht. Da fällt Ihnen sicher sofort etwas auf: Beides hat etwas miteinander zu tun. Man könnte schließlich auch als Arzt auf die Idee kommen, dass die Mangelversorgung bei 90 % der Bevölkerung mit Vitamin D oder Folat wohl Folgen und Symptome hat.

Wir werden durch Ernährung krank und wollen durch Medizin gesund werden. Die Medizin ist zur teuren Reparaturwerkstatt einer schlechten Biostoffbetankung geworden.

Bei Vitaminmangel treten immer eine ganze Reihe von Symptomen auf, die auf den ersten Blick nicht zusammenhängen. Der Arzt ist dagegen eher darauf geschult, Symptome bestimmter Erkrankungen zu orten. Ungewohnt ist es für ihn, aus einer festzustellenden Kombination wie Zahnfleischbluten plus Infektanfälligkeit plus Müdigkeit auf einen Vitamin-C-Mangel zu schließen. Oder eine trockene Haut plus Nachtblindheit plus Netzhautprobleme auf Vitamin-A-Mangel zurückzuführen. Oder B-Vitaminmangel und Depressionen in Zusammenhang zu bringen. Zu oft wird statt dessen dann mit Medikamenten therapiert, ohne dass die wahre Ursache des Problems – die falsche Ernährung und der Mikronährstoffmangel – erkannt wird.

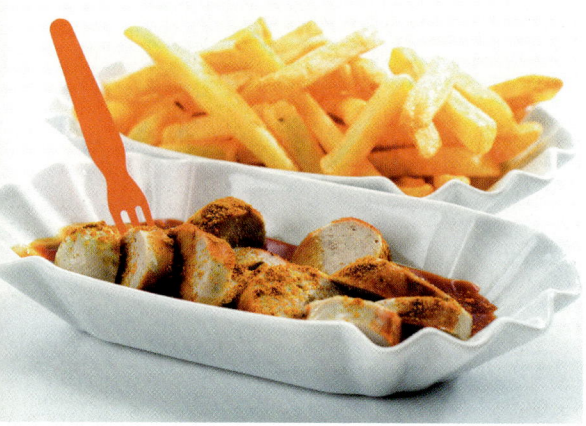

Ausgelaugt durch Mikronährstoffmangel, durch Stress und schlechte Ernährung am Arbeitsplatz? Biostoffarmes Junkfood hilft hier nicht weiter.

Leiden Sie unter Vitaminmangel? Haben Sie mehrere typische Symptome, dann könnte ein Vitaminmangel vorliegen.

Mikronähr-stoff	Wofür wird der Mikronährstoff benötigt?	Typische Mangelerscheinungen und langfristige Folgen	Anteil der Bevölkerung in drei französischen Studien, die die Minimalzufuhr nicht erreicht
Vitamin B_1	Nerven-, Muskel- und Kohlenhydratstoffwechsel, Aufbau von Neurotransmittern	↑ Reizbarkeit ↑ Konzentrationsschwäche ↑ Schlaflosigkeit ↑ Depressionen, ↑ Herzrhythmusstörungen, ↑ Müdigkeit, ↑ Kopfschmerzen ↑ Infektanfälligkeit	↓ 43–80 %
Vitamin B_6	Eiweißstoffwechsel, Wachstumsprozesse, Immunsystem, Neurotransmitter	↑ Depressionen ↑ Unruhezustände ↑ prämenstruelles Syndrom ↑ Reizbarkeit ↑ schuppige Haut ↑ häufige Infekte	↓ 67–90 %
Folat / Folsäure	Blutbildung, Immunsystem, Neurotransmitter	↑ Müdigkeitssyndrom ↑ Depressionen ↑ Reizbarkeit ↑ Vergesslichkeit ↑ Schlafstörungen ↑ verminderte Immunität Langfristig: ↑ Herz-Kreislauf-Erkrankung ↑ Demenz ↑ Krebs ↑ Osteoporose	↓ 50–90 %
Vitamin C	beteiligt an 15 000 Stoffwechselreaktionen, Immunsystem, Bildung von Bindegewebe, Fettverbrennung Aufbau aller wichtigen Hormone und Neurotransmitter, Antioxidans	↑ Allergieanfälligkeit ↑ Zahnfleischbluten ↑ Infektanfälligkeit ↑ Müdigkeit ↑ schlechte Fettverbrennung Langfristig: ↑ Herz-Kreislauf-Erkrankungen ↑ Krebsrisiko ↑ Katarakt (grauer Star) ↑ Blutdruck	↓ 25–60 %

Mikronähr-stoff	Wofür wird der Mikronährstoff benötigt?	Typische Mangelerschei-nungen und langfristige Folgen	Anteil der Bevöl-kerung in drei französischen Studien, die die Minimalzufuhr nicht erreicht
Vitamin E	Antioxidana, schützt Zellmem-branen und Au-gennetzhaut; ver-hindert Oxidation von Blutfetten	Langfristig: ↑ Krebs ↑ Herz-Kreislauf-Erkrankung ↑ Katarakt	↓ 40–100 %
Vitamin A/ Beta-Ca-rotin	Funktion von Zellmembranen, Augen, Haut, Schleimhäuten	↑ Nachtblindheit ↑ Krebs ↑ trockene Haut ↑ Nervo-sität ↑ Netzhautprobleme	↓ 12–60 %
Vitamin D	Knochenaufbau, Kalziumabsorpti-on, Immunsystem, Zellvermehrung	↑ Müdigkeit ↑ Reizbarkeit ↑ Infektanfälligkeit Langfristig:↑ Osteoporose ↑ Krebs	↓ 90–98 %

Symptommedizin – die Kosten tragen alle

Beim Tierarzt steht immer als Erstes die Futtermittelanalyse auf der Tages-ordnung. Erst danach werden Medika-mente eingesetzt. Das wäre auch beim »Menschenarzt-Besuch« notwendig: Gewicht, Ernährungsbefragung, ein Bluttest auf verschiedene Mikronähr-stoffe und auf oxidativen Stress. Men-schen die übergewichtig sind, haben meist falsch betankte Zellen. Erst die Mängel ausgleichen, den Stoffwechsel sanieren, bevor an den Symptomen herumkuriert wird. Das sollte die Regel sein.

Ein Symptom ist wie eine Warnlam-pe am Auto. Wenn bei Ölmangel das Lämpchen brennt, dann füllt man Öl nach. Logisch. Würden Sie stattdessen eine Axt holen und die Warnlampe ka-putt schlagen? Genau das aber machen viele: Statt bei Kopfweh erst einmal Magnesium, Vitamine und Eiweiß auf-zutanken, wird ein Aspirin geschluckt und das Symptom weggedrückt. Ge-nau das machen auch viele Ärzte. Ein Beispiel: Wenn ein übergewichtiger Patient mit der leuchtenden Warnlam-pe »hoher Blutdruck« in seine Praxis kommt, muss zuallererst das Ernährungsproblem gelöst werden. Mehr blutdrucksenkendes Kalium und Magnesium aus Obst und Gemüse, Abnehmen und Sport sollte auf dem Therapieplan stehen. Damit fallen Blutdruck, Blutzucker und Blutfette bei vielen wieder bis in den Normalbereich zurück. Stattdessen wird ein blutdrucksenkendes Medikament verschrieben, also »die Warnlampe mit der Axt zerschlagen«. Durch die unverändert schlechte Ernährung kommt dieser Patient unter Garantie in kurzer Zeit mit hohen Blutfetten wieder. Dann gibt es einen Blutfettsenker dazu. Noch eine Warnlampe zerschlagen. So züchtet man nach und nach teure Medikamenten-Junkies, anstatt vor dem Anrecht des Patienten auf Medikamentenleistung erst die Ursache – das Übergewicht – zu reduzieren oder zumindest eine verpflichtende Teilnahme an einem Abnehm- und Ernährungskurs zu verlangen. Die Medizin ist zur teuren Reparaturwerkstatt einer falschen Nährstoffbetankung verkommen. 75 % der Erkrankungen sind ernährungsbedingt. Die Allgemeinheit haftet so für Schlampereien von Menschen, die ihre Biomaschine verantwortungslos und bestenfalls nichtsahnend gegen die Wand fahren. Eine Vollkasko-Mentalität bei den Patienten und ein Gesundheitssystem, das auf Symptommedizin anstatt auf Prävention und Eigenverantwortung setzt. Das kostet uns alle hunderte Milliarden Euro. Geld für vermeidbare Probleme, das wir unnütz erarbeiten müssen.

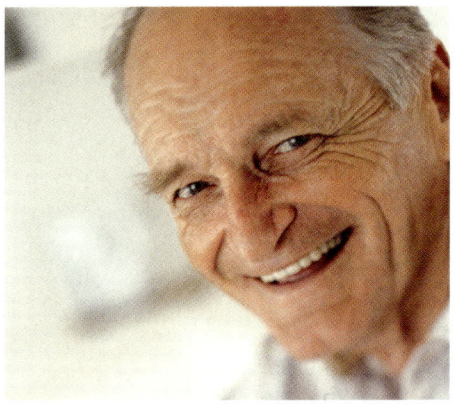

Schlank & gesund im Alter. Sie haben es selbst in der Hand.

Ernährung ist Eigenverantwortung

Machen Sie Ihre 70 Milliarden Zellen und Ihren Stoffwechsel fit mit dem, was Leben und Gesundheit wirklich brauchen: Essenzielle Vitamine, Mineralien, Spurenelemente, Eiweiß und Omega-3-Fette aus Fisch. Erwarten Sie aber bitte keine schnellen Wunder: 70 % der Zellen Ihres Körpers werden innerhalb von 8 bis 12 Monaten einmal komplett ausgetauscht. Sie brauchen also Zeit, um Ihren Körper umzubauen. Nährstoffarmes, fettes Junkfood bringt Sie nicht in Topform und lässt Sie nur schwergewichtiger werden.

Gründe des Mikronährstoffmangels

Wieso deckt eine ausgewogene Ernährung heute nicht mehr den Minimalbedarf an Mikronährstoffen? 80 % der Teilnehmer in meinen Seminaren sagen, sie würden sich gut ernähren und bräuchten keine Vitamine. Fragt man aber genauer nach, ist es erstaunlich, was eingekauft und tatsächlich gegessen wird. Fünf Studien in drei Ländern mit 80 000 Personen zeigen, dass mit der heutigen Ernährung nicht mehr die ausreichende Menge an Mikronährstoffen erreicht wird. Woran liegt das?

Es gibt sechs Faktoren, die für die Abnahme der Mikronährstoffzufuhr in unserer Ernährung verantwortlich sind:

- Eine veränderte Zusammensetzung der Ernährung. Doppelt so viel Fett, vor allem gesättigtes tierisches Fett, und zehnmal so viel Einfachzucker wie noch vor 200 Jahren.
- Eiszeitlich ausgelaugte Böden in Nordeuropa und der Einsatz von Chemikalien.
- Lagerung von Nahrungsmitteln und lange Transportwege.
- Verarbeitung der Lebensmittel: Ausmahlen, Schälen, Kochen, Blanchieren, Pasteurisieren, Haltbarmachen, Bestrahlen und Mikrowellenerhitzung.
- Veränderte Essgewohnheiten: Restaurants, Kantinen, Fertiggerichte.
- Unwissen und Faulheit.

Diese sechs Faktoren sorgen dafür, dass in 1 000 verzehrten Kalorien Nahrung nur noch ein Bruchteil der Vitamine, Mineralien und Spurenelemente enthalten ist, die der Stoffwechsel und das Immunsystem im Laufe der Evolution aus 1 000 Kalorien hätte herausziehen können. Normalerweise würden Sie sich bei der Futtersuche auf Ihren Instinkt verlassen. Das funktioniert im Supermarkt aber immer schlechter. Künstliche Aromen in Joghurts schmecken inzwischen vielen Kindern sogar besser als Fruchtzusatz. Wir müssen daher immer mehr den Instinkt durch Wissen austauschen. Sie als Leser dieses Buches gehören zu den Top Ten der Bevölkerung, die sich für die Zusammenhänge interessieren und die Gesundheit in die eigene Hand nehmen wollen.

Mikronährstoffmangel durch verarmte Nahrungs-zusammensetzung

Vorurteil 1:
»Die Ernährung hat sich für unseren Stoffwechsel nicht grundlegend geändert.«

Viele Menschen wissen meist nicht einmal, dass Vitamine und Mineralstoffe vor allem in Obst und Gemüse stecken. Entsprechend spielen diese Lebensmittel mit ihrem hohen Anteil an Mikronährstoffen eine viel zu geringe Rolle in deren Ernährung.

Was sind leere Kalorien?

Es werden zu viele »leere« Kalorien verzehrt. In Fett oder Zucker sind keine Mikronährstoffe enthalten! Um diese Lebensmittel überhaupt zu verstoffwechseln, werden aber Vitamine benötigt. So werden die leeren Kalorien einer zucker- oder fettreichen Ernährung zusätzlich noch zu »Vitaminräubern«. Statt mit mikronährstoffreichen Lebensmitteln – Obst, Gemüse, Vollkornprodukten – den Stoffwechsel über Biostoffe zu betanken, belasten viele den Körper hauptsächlich mit Fett und Zucker. Diabetes und Herz-Kreislauf-Erkrankungen sind die offensichtlichste Folge dieser Ernährungsweise.

Machen Sie sich den »Spaß« und malen Sie sich beim nächsten Strandbesuch die Essgewohnheiten der vorbeipromenierenden Mitbürger aus: Hier läuft die Sahnetorten verschlingende Herzinfarktkandidatin, dicht gefolgt vom mit Mikronährstoff unterversorgten Frühdiabetiker. Und da der fettverstopfte Fastfood-Typ und seine drei »ernährungsmissbrauchten« Kinder mit chronisch aufgequollenen Fettzellen. Der einzige Grund, warum diese Menschen heute länger leben als in der Steinzeit, ist der Einsatz von Antibiotika und der Vollkasko-Reparaturmedizin. Stoffwechsel und Immunsystem dieser Menschen sind aber viel weniger potent als der ihrer Vorfahren, der Steinzeitmenschen. Wie sich die heutige Ernährung im Vergleich zum Steinzeitmenschen verändert hat, sehen Sie in der Tabelle.[127]

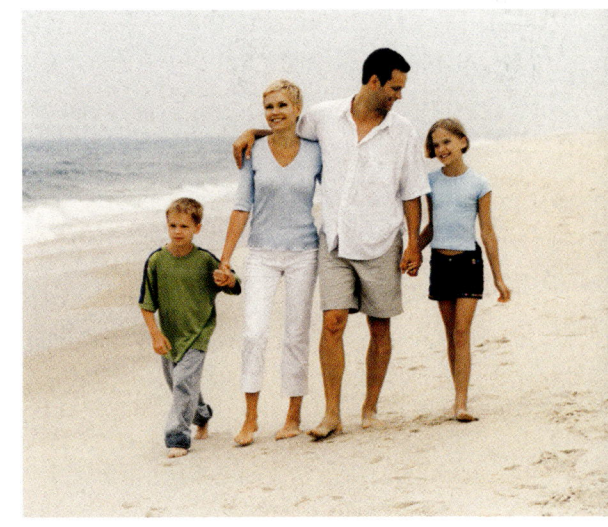

	Urmensch im Paläolithikum	Heute
Anteil des **Proteins** an der Energiezufuhr	20–35 %	↓ 10–20 %
Anteil des **Fetts** an der Energiezufuhr	20 %	↑ 40 %
Anteil der **Kohlenhydrate** an der Energiezufuhr,	40–50 %	40–50 %
davon Einfachzucker	15–30 g	↑ 120–150 g
Ballaststoffe	45 g	↓ 20 g

Im Vergleich zum Steinzeitmenschen bekommen wir: halb so viel Eiweiß, doppelt so viel mikronährstofffreies Fett und fünfmal so viele vitaminarmen Einfachzucker.

Die zuckersüßen Dickmacher

Der Verzehr von schnellen Kohlehydraten aus hochverarbeiteten und ballaststoffarmen Lebensmitteln hat sich verfünffacht. Vor allem im Blickfeld: Einfachzucker. Der Stoffwechsel ist darauf nicht eingestellt, denn die große Menge an viel zu schnell verfügbarer Energie muss der Körper mithilfe des Insulins erst einmal in Zwischenlagern – den Fettzellen – deponieren. Von dort kommt die Energie oft nur noch schwer heraus. Es ist wie eine Einbahnstraße in Richtung Fettzelle. So wachsen die Ringe um den Bauch jedes Jahr an und machen inzwischen jeden zweiten Deutschen übergewichtig.

Die Energie von naturbelassenen Lebensmitteln – Vollkornprodukten, Obst und Gemüse – kommt dagegen viel langsamer in die Blutbahn. Diese Ernährung führt dadurch auch zu einem gleichbleibend hohen Energieniveau. Die Hochs und Tiefs und die Energielöcher mit Heißhunger auf Zucker entfallen.

Sie werden aber nicht nur dicker durch diese zuckerreiche Ernährung, sondern Ihre Zellen bekommen auch viel zu wenig Mikronährstoffe. Die 70 Milliarden Zellen übergewichtiger Menschen

GUT ZU WISSEN

Omega-3-Fettsäuren

Die wertvollen Omega-3-Fette sind in unserer Ernährung ebenfalls kaum noch enthalten. Dabei sind sie so wichtig für unsere Gesundheit: Sie sind lebenswichtige Bausteine der Gewebehormone, wirken gegen rheumatische Entzündungen, senken das Diabetesrisiko, halbieren das Herzinfarktrisiko und sind die Bausteine eines fitten Gehirns. Wenn Sie mehr über gute Fette und Killerfette wissen wollen, lesen Sie mein Buch »Fit mit Fett«.

Konzentrierte Biostoffe in frischen Säften

Frische Säfte sind heutzutage neben Tiefkühlkost wichtig, um an größere Mengen Biostoffe zu kommen. Mit einem Entsafter können Sie innerhalb von 5 Minuten ein Kilogramm Möhren, Sellerie, Rote Bete und Äpfel als Saft frisch zubereiten. Entsaften bedeutet im Gegensatz zum Kochen keinen Vitaminverlust. Besser können Sie Pflanzenstoffe und Mikronährstoffe kaum tanken. Der Saftguru Dr. Norman Walker, der Orangensaft in den 50er Jahren in den USA populär machte, trank jeden Tag große Mengen frischer Gemüsesäfte. Mit 116 Jahren hat er sein letztes Saftbuch geschrieben. Tipp: Machen Sie etwas Öl auf den Saft. Viele Pflanzenstoffe sind fettlöslich und können nur mit etwas Fett aus dem Darm aufgenommen werden.

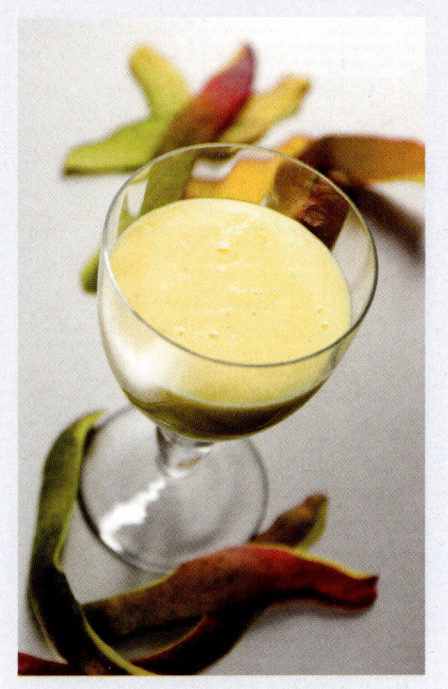

sind daher meist am schlechtesten mit Mikronährstoffen betankt.

Zweimal mehr »Killerfette«

Der Durchschnittsbürger bezieht fast 40 % seiner Kalorien aus Fett: Wurst, Käse, Butter, fette Milchprodukte wie Sahne, versteckte Fette in Pommes frites, Süßwaren und Fastfood. In gesättigtem Fett – meist tierischem Fett – ist außer überflüssigen Kalorien – ideal für den Hüftspeck – absolut nichts enthalten, was der Körper sinnvoll verwerten könnte. Es sind »leere Fettkalorien«. Auch vom Urmenschen wurde viel Fleisch verzehrt. Aber der Fettgehalt eines Wildtiers beträgt 4 bis 5 % im Gegensatz zu einem Stalltier, das mit etwa 30 % Fettanteil daherkommt. In der Evolution gab es auch keinerlei Nahrungsmittel, die praktisch nur aus Fett bestanden. Für das Überschwemmen des Blutes mit Fetten hat die Natur uns noch nicht mit der nötigen »Stoffwechselsoftware« ausgestattet.

Zum Beispiel fehlt heute: Vitamin C, das zum Verbrennen des Fettes notwendig wäre. Oder es mangelt an den anderen wichtigen Antioxidanzien, die verhindern, dass sich Fett an den Arterienwänden ablagert. Die Spätfolgen des Fettkonsums und des Antioxidanzienmangels sind ernährungsbedingte Herz-Kreislauf-Erkrankungen.

Halbierung des Eiweißanteils

Die Zufuhr an Eiweiß ist fast um die Hälfte zurückgegangen. Das ist vielleicht neu für Sie, denn immer wieder wird behauptet, wir bekämen genug Eiweiß. Muskelaufbau, Immunsystem und alle Zellen benötigen aber vor allem Eiweiß als Baustoff, für Entgiftungs- und Reparaturvorgänge. Sie können Ihren Stoffwechsel und Ihr Immunsystem enorm ankurbeln, wenn Sie mehr hochwertiges Eiweiß zuführen. Am einfachsten geht das mit leckeren Eiweißshakes. Der Vorteil: In einem Eiweißkonzentrat steckt kaum Fett. Denn es sind nur die fetten Eiweißquellen, die ungesund sind. Das Eiweiß

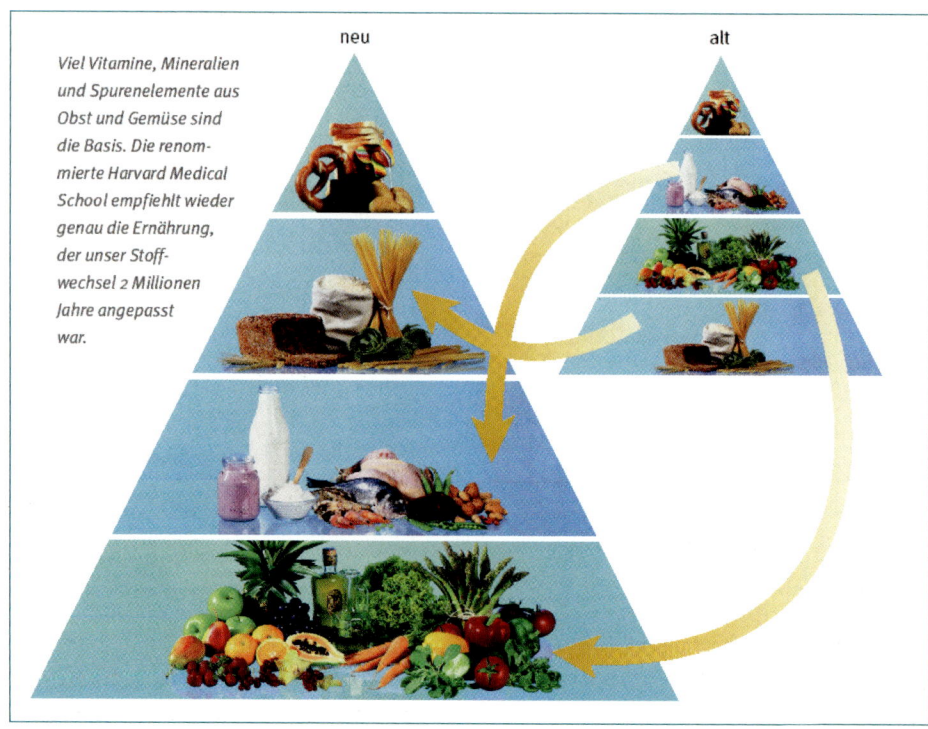

neu   alt

Viel Vitamine, Mineralien und Spurenelemente aus Obst und Gemüse sind die Basis. Die renommierte Harvard Medical School empfiehlt wieder genau die Ernährung, der unser Stoffwechsel 2 Millionen Jahre angepasst war.

Die neue Ernährungspyramide

Nüsse – Powerpakete für zwischendurch

Snacks für zwischendurch lassen sich aus unserer Bürowelt nicht mehr wegdenken. Greifen Sie doch anstelle der leeren Kalorien aus einem Schokoriegel häufiger zu Nüssen. Sie sind ein Wunder der Natur – so dicht mit Nährstoffen bepackt, wie kein anderes Lebensmittel: Zink, Selen, Vitamine, antioxidative Pflanzenstoffe. Immerhin soll aus einer kleinen Nuss ein ganzer Baum wachsen. Das klassische Studentenfutter ist das ideale Gehirnfutter, damit Sie fit am Arbeitsplatz sind. Ganz nebenbei vermindern Sie mit Nüssen auch noch Herzinfarkte, wie mit keinem anderen Nährstoffpaket.

Studienteilnehmer	Zeitraum	Ergebnis
86 000 Frauen	14 Jahre	↓ 41 % weniger Risiko für tödliche Herzinfarkte bei hohem Nussverzehr[128]
31 208 Männer und Frauen	6 Jahre	↓ 52 % weniger Risiko für tödliche Herzkrankheiten bei hohem Nussverzehr[129]
35 000 Frauen	8 Jahre	↓ 67 % weniger Risiko für tödliche Herzinfarkte bei hohem Nussverzehr[130]

selbst ist gesund. Eiweiß nimmt auch das Hungergefühl und kurbelt die Produktion von Nervenbotenstoffen an.

Halbierung des Ballaststoffanteils

Die Ballaststoffe haben wichtige Funktionen: Sie reinigen den Darm und verhindern ein zu schnelles Anfluten von Energie in die Blutbahn. Die Folge der ballaststoffarmen Ernährung sind Verstopfung, Bakterienüberwucherung und Darmkrebs.

Die neue Ernährungspyramide

In über zwei Millionen Jahren Menschheitsgeschichte war der Mensch ein Jäger (hoher Eiweißanteil) und Sammler (hoher Vitaminanteil aus Pflanzen). Erst seit 10 000 Jahren ist der Mensch mithilfe des Ackerbaus überhaupt sesshaft geworden. Seither isst er vermehrt Kohlehydrate aus Getreideprodukten. Unser Stoffwechsel ist also bestens auf mehr Eiweiß angepasst. Vor allem braucht unsere biochemische Fabrik wieder mehr Mikronährstoffe, die uns sukzessive seit der industriellen Verarbeitung von Lebensmitteln abhanden gekommen sind. Die neue Ernährungspyramide berücksichtigt genau dies und hat Obst und Gemüse, also Vitamine, Mineralien und Spurenelemente, wieder als Basis. Die nächste Stufe ist fettarmes Eiweiß. Erst auf der dritten Stufe kommen dann die »Vollkorn«-Kohlehydrate. Ganz oben stehen die mikronährstoffarmen, hoch verarbeiteten, schnellen Kohlehydrate. Mit dieser Ernährung bleiben Sie schlank, können so viel essen wie Sie wollen und vermeiden 70% der ernährungsbedingten Erkrankungen.

80 % weniger Mikronährstoffe

Die Mikronährstoffzufuhr ist durch die vielen leeren Kalorien aus verarbeiteten Kohlehydraten und Fett um circa 80% gesunken! Unsere Stoffwechselsoftware ist auf diesen Mangel an Biostoffen überhaupt nicht angepasst. Die Folgen sind kurzfristig: Weniger Leistungsfähigkeit und ein schwaches Immunsystem. Langfristig sind die leeren Kalorien verantwortlich für ernährungsbedingte Erkrankungen.

Machen Sie Ihren Stoffwechsel wieder leistungsfähig. Mikronährstoffmangel war gestern. Tanken Sie neue Lebenskraft durch eine Siegerernährung mit Vitaminen, Mineralien und Spurenelementen.

Mikronährstoffmangel durch ausgelaugte Böden und Chemikalieneinsatz

Vorurteil 2:
»Natürlich bekommen wir in Deutschland alle Spurenelemente.«
Deutschland ist – bedingt durch die Ausschwemmung der Böden seit der Eiszeit – Mangelgebiet für Chrom, Zink, Jod und Selen. Folgen der mangelnden Versorgung mit Mineralstoffen sind unter anderem:

▪ Schilddrüsenvergrößerung: Die Schilddrüse vergrößert sich bei Jodmangel, um auch noch die letzten Krümel Jod aus dem Blut zu filtern.

Ein Kropf bildet sich. Der Jodmangel kostete wegen 90 000 unnötiger Schilddrüsen-Operationen und ge-

Tipp

Ihr Stoffwechsel sehnt sich nach Jod, Selen, Zink und Chrom, nicht nach leeren Kalorien. Zusätzliche Multimineralprodukte bringen die lang ersehnten Spurenelemente wieder zurück und machen Ihren Stoffwechsel quicklebendig und das Immunsystem schlagkräftig.

Optimale Selenaufnahme ist in Deutschland nicht über Nahrungsaufnahme möglich

Land	Selenaufnahme pro Tag
BRD	40–60 µg
USA	60–150 µg
Kanada	150–200 µg
Japan	150–200 µg
Optimale Selenaufnahme	150–200 µg[131]

gebener Schilddrüsenhormone eine Mrd. Euro pro Jahr.[132] Schon einen Kilometer hinter der Schweizer Grenze, wo Jod gesetzlich Lebensmitteln zugesetzt wird, spielt diese Erkrankung kaum mehr eine Rolle. Absurd: Prävention zur Kosteneinsparung ist in der deutschen Politik fast völlig unbekannt, obwohl so oft darüber geredet wird. Die Jod-Gesetze der DDR wurden bei der Wiedervereinigung gleich mit abgeschafft. 20 % der Bundestagsabgeordneten haben aber nach der einer Reihenuntersuchung eine vergrößerte Schilddrüse …

▌ Schwächung des Immunsystems: Zink und Selen sind essenziell für das Funktionieren des Immunsystems und stellen Bausteine für die Produktion körpereigener antioxidativer Enzyme dar.

Ein weiteres Beispiel für den Mineralienmangel ist der Einsatz von Insektiziden. Dieser kann die Aufnahme von Mineralien durch die Pflanzen stören, da Insektizide kleine Mikroorganismen

an den Wurzeln vernichten, die für die Mineralstoffaufnahme benötigt werden. Der Einsatz von bestimmten Insektenvertilgungsmitteln kann auch den Vitamingehalt beträchtlich reduzieren. So führt zum Beispiel der Einsatz von Propionsäure, einem Mittel gegen Pilze, zu einer Zerstörung von 90 % des Vitamin E in Getreideprodukten.

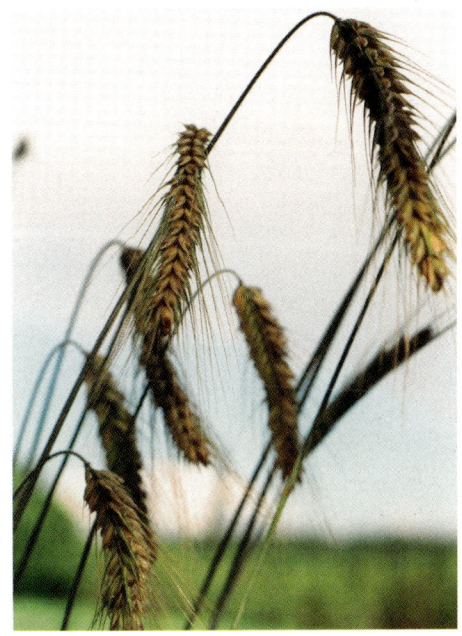

Lagerung und Transport zerstören Mikronährstoffe

Vorurteil 3:
»Ich esse immer frisch und daher vitaminreich.«
Dies bekomme ich in von meinen Seminarteilnehmern am häufigsten zu hören. Meine Antwort:

- *Ja,* Sie bekommen durch frisches Obst und Gemüse eine Vielzahl von Pflanzenstoffen, die man nie in eine Tablette pressen kann. Diese Pflanzenstoffe wirken gegen Krebs und Herz-Kreislauf-Erkrankungen. Deswegen sollten Sie fünfmal am Tag Obst und Gemüse essen. Die meisten dieser Pflanzenstoffe sind außerdem relativ stabil gegen Lagerung und Kochen.
- *Nein,* Sie bekommen nicht genügend Vitamine. Diese werden nämlich sehr leicht zerstört, da sie hochempfindlich gegen Lagerung, Licht,

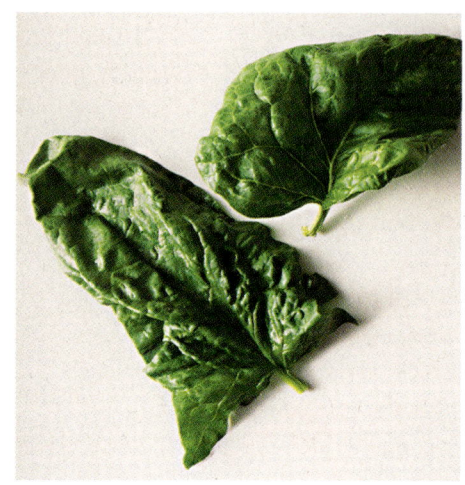

Kochen und sonstige Verarbeitungsschritte sind.

Haben Sie sich schon einmal überlegt, wie lange Gemüse und Obst im Erntewagen, im Lastwagen quer durch Europa, im Großmarkt und Supermarkt außerhalb von Kühltheken und dann bei Ihnen zu Hause in der dekorativen Obstschale lagern? Was steckt im Flugapfel aus Neuseeland eigentlich noch drin? Wie stark wirkt sich die Lagerdauer auf den Vitamingehalt aus?

- Ein frisch geernteter reifer Apfel enthält 10 mg Vitamin C pro 100 g. Nach elf Wochen Lagerung bei 3 °C enthält der Apfel nur noch 5 mg: Verlust 50 %.
- Unreif geerntetes »Transportobst«, zum Beispiel ein neuseeländischer

---

GUT ZU WISSEN

Gesundheit aus der Tiefkühltruhe

Tiefkühlgemüse ist nicht nur praktisch, da man es immer im Haus haben kann und nicht putzen muss, es ist auch gesund. Analysen zeigen, dass Tiefkühlgemüse vitaminreicher ist als lange gelagertes Gemüse, da es nach der Ernte direkt eingefroren wird und dadurch nicht lange ungekühlt lagert. Ihre Zellen freuen sich!

Temperaturabhängiger Vitamin-C-Verlust bei Spinat durch Lagerung

	Nach 24 Stunden	Nach 48 Stunden
4 °C	↓ 22 %	↓ 34 %
12 °C	↓ 26 %	↓ 40 %
20 °C	↓ 36 %	↓ 52 %

Apfel, enthält außerdem weniger Vitamine als reifes Obst.
- Spinat verliert nach dreitägiger Lagerung bei Zimmertemperatur 70 % des Folats.

In der Tabelle sehen Sie diesen Mikronährstoffverlust bei Spinat ganz deutlich.

Obst gehört nicht in die dekorative Obstschale, sondern in den Kühlschrank. Die neuen Biofresh-Kühlschränke mit einer Null-Grad-Zone vermindern nicht nur den Vitaminverlust, sondern sparen enorm Geld ein, denn Obst und Gemüse halten sich dann doppelt so lange und es wird weniger weggeworfen.

Verarbeitung von Lebensmitteln

Vorurteil 4:
»Beim Zubereiten und Weiterverarbeiten geht doch kaum etwas verloren.«
47 Mikronährstoffe sind für das Funktionieren unseres Stoffwechsels unabdingbar. 70 % der Lebensmittel, die heute konsumiert werden, sind industriell weiterverarbeitet, pasteurisiert, sterilisiert, gewaschen, geschält, gekocht, bestrahlt oder raffiniert. Ein Großteil der empfindlichen Biostoffe geht dadurch verloren. Wichtige Stoffe werden weggeschält, zerstört oder in ihrer chemischen Struktur so verändert, dass sie nicht mehr bioverfügbar sind.

Dann werden Zusatzstoffe, Farbstoffe, Konservierungsmittel und pH-Wert-Stabilisatoren zugefügt, die wiederum mit den Nährstoffen chemisch reagieren. Viele dieser neuen chemischen Strukturen können vom Organismus nur noch entsorgt werden und sind an der Entstehung von Krebs beteiligt.

Vitaminverluste bei der Verarbeitung

So »vitaminreich« ist Ihre Ernährung: Spinat verliert bei zweiminütigem Kochen 80 % des Folats.[133] Beim Blanchieren von Tiefkühlgemüse gehen 95 % des

Vitaminverluste bei der Herstellung von weißem Auszugsmehl[134]

	Ganzes Korn	Auszugsmehl Typ 405	Verlust in %
Carotin	0,23 mg	0,06 mg	↓ 74 %
Vitamin B_1	0,48 mg	0,06 mg	↓ 88 %
Vitamin B_2	0,14 mg	0,03 mg	↓ 79 %
Vitamin B_3	5,10 mg	0,70 mg	↓ 86 %
Pantothensäure	1,18 mg	0,21 mg	↓ 82 %
Vitamin B_6	0,44 mg	0,18 mg	↓ 59 %

Vitamin-C-Gehaltes, 60 % des Vitamin-B_1-Gehaltes und 40 % des Vitamin-B_2-Anteiles verloren.[135] In der Tabelle sind die Vitaminverluste beim Herstellen von Auszugsmehl berechnet.

Verlust von Mineralien und Spurenelementen durch Verarbeitung

Die industrielle Verarbeitung führt zu erheblichen Mineralien- und Spurenelementverlusten. Was bleibt übrig?

▌ Polierter Reis hat nur noch 25 % des Kupfers, Mangans und Chroms im Vergleich zu Naturreis.

▌ Weißes Auszugsmehl enthält nur 7 µg Zink gegenüber 134 µg im Weizenvollmehl. Die wertvollen mikronährstoffreichen Randschichten des Korns gelangen hingegen in die Tiernahrung. Der Bauer weiß schon, was sein Vieh am meisten braucht.

Ein optimaler Stoffwechsel und ein schlagkräftiges Immunsystem sind mit unserer heutigen Ernährung kaum

noch möglich. Die vier Spurenelemente Mangan, Zink, Selen und Kupfer sind zum Beispiel Teil der wichtigen körpereigenen antioxidativen Enzyme, die freie Radikale abwehren. Ohne Mangan, Zink und Selen kommt es außerdem zu einer Anreicherung von Schwermetallen im Körper.

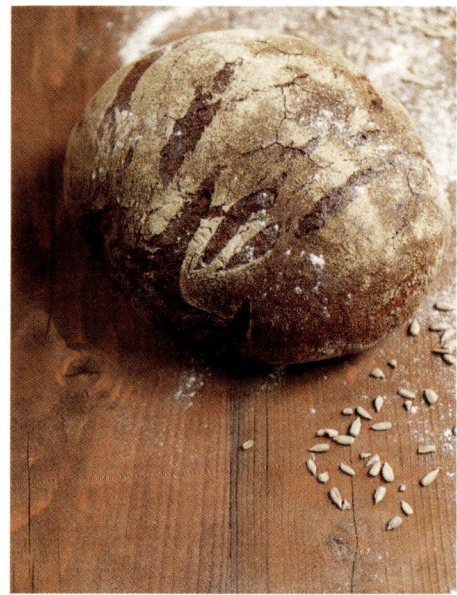

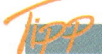

Essen Sie mehr Vollkornprodukte, bei denen die wichtigen Spurenelemente und Mineralstoffe nicht entfernt wurden.

Mineralien und Spurenelemente sind an allen wichtigen Stoffwechselreaktionen beteiligt. Der Entzug der wichtigsten Biostoffe verursacht einen rapiden Anstieg ernährungsbedingter Krankheiten.

Mineralverluste bei der Herstellung von weißem Auszugsmehl[136]

Mangan	↓ 86 %
Zink	↓ 78 %
Selen	↓ 70 %
Kupfer	↓ 68 %
Eisen	↓ 76 %
Kobalt	↓ 89 %
Molybdän	↓ 48 %
Chrom	↓ 40 %
Magnesium	↓ 85 %
Kalium	↓ 77 %
Phosphor	↓ 71 %
Kalzium	↓ 60 %

Mikronährstoffverlust durch veränderte Essgewohnheiten

Wer berufstätig ist, hat nicht viel Zeit, sich in der Mittagspause etwas zu essen zu suchen. Da fällt es schwer, etwas Hochwertiges zu finden. Immer häufiger bleibt einem kaum etwas anderes übrig als in Schnellrestaurants, Universitäts-Mensen, Krankenhäusern, Altenheimen oder Firmenkantinen zu essen. Was ist in solchem Essen noch enthalten, wenn es lange gekocht und warm gehalten wird?

Hier sind einige Beispiele für den Vitaminverlust:
■ Salatbar: Geschnittener Salat und zerkleinertes Gemüse verlieren durch den Kontakt mit Sauerstoff und Licht pro Stunde 30 % der Vitamine.
■ Eine aufgeschnittene Tomate verliert in einer Stunde 50 % des wichtigen antioxidativen Pflanzenstoffes Lycopin.
■ Eine Studie zum Krankenhausessen in England zeigte: 100 g Erbsen hatten beim Auftauen 20,5 mg Vitamin C, nach dem Kochen 8,1 mg, nach einer Stunde im Warmhaltewagen auf Station 3,7 mg und auf dem Teller des Patienten 1,1 mg.[137]

Eine Studie zur Qualitätssicherung im Krankenhaus Freiburg zeigte, dass der Mikronährstoffgehalt des Essens kaum ausreichte, um die wichtigsten Mangelerscheinungen zu vermeiden.[138] Wie bitte soll dann ein Patient gesund werden und heilen? B-Vitamine sind am Neuaufbau aller Zellen beteiligt. Vitamin C ist alleine an 15 000 Stoffwechselreaktionen – unter anderem an der Wundheilung – beteiligt. Meistens müssen entlassene Patienten zu Hause erst wieder hochgepäppelt werden, um die Nährstoffdefizite auszugleichen In Geschäftskantinen, Restaurantbüffets und Imbisslokalen ist der Mikronährstoffverlust ähnlich hoch. Leistung können Sie mit einer solchen Betankung nach dem Essen am Nachmittag kaum bringen. Dafür wären mehr an Eiweiß und Vitaminen und möglichst wenig Fett nötig.

Logistik ist das A und O

Bringen Sie sich gleich von zu Hause Obst und Nüsse für zwischendurch mit, statt sich den fetten Schoko-Riegel, die Zuckerguss-Schnecke oder Chips aus dem Automaten einzuverleiben. Wenn das Obst auf dem Schreibtisch liegt, wird es auch gegessen. Je häufiger und mehr Sie außer Haus essen, desto wichtiger wird es, zumindest zu Hause gesund zu essen. Eines ist aber ganz klar: Wenn Sie 1 000 Kalorien pro Tag »mikronährstoffarm getankt« haben, dann holen Sie dies am darauffolgenden Abend oder am Wochenende mit normalen Lebensmitteln nicht mehr auf. Mit zusätzlichen Vitaminen kommen Sie so immerhin auf die Minimalzufuhr.

»Lucy« – Mikronährstoffzufuhr gestern und heute

Was war im Suppenteller der Steinzeitfrau Lucy? Der zweifache Nobelpreisträger Linus Pauling hat den Mikronährstoffgehalt der Ernährung von »Lucy«, unserer Vorfahrin vor drei Millionen Jahren, ausgerechnet. Auf Basis von 2 500 Kalorien hätte »Lucy« eine 3-fach höhere Menge an Mikronährstoffen aufgenommen, als die Deutsche Gesellschaft für Ernährung empfiehlt. Für Vitamin C wurde sogar das 40-fache von deren Zufuhrempfehlung errechnet.

Veränderte Essgewohnheiten, ausgelaugte Böden, Lagerung, Transport und industrielle Verarbeitung führen dazu, dass der Mikronährstoffgehalt pro 1 000 Kalorien nur noch einen Bruchteil dessen beträgt, was für die optimale Funktion des Organismus notwendig wäre. Die Vielfalt im Angebot täuscht darüber hinweg, dass die meisten Lebensmittel aus Gründen der Haltbarkeit hochverarbeitet, unreif geerntet und lange gelagert sind. Es ist unrealistisch anzunehmen, dass die arbeitende Bevölkerung in der modernen Industriegesellschaft immer vollwertige, direkt vom Feld geerntete, gekühlte und optimal zubereitete Lebensmittel essen kann. Trotzdem glauben die meisten, sie erhielten alle Nährstoffe, um hochleistungsfähig zu sein und Stoffwechsel und Immunsystem optimal zu versorgen.

Der Mythos von der abwechslungsreichen Ernährung

Kann man mit einer abwechslungsreichen Ernährung die Minimalzufuhr aller Mikronährstoffe sichern?
Überbordende Regale in Supermärkten täuschen einen Überfluss vor, der sich bei einer genaueren Analyse der Lebensmittel als Luftblase erweist. Durch den Verlust an Mikronährstoffen in den heutigen Nahrungsmitteln sind auch mit einer »abwechslungsreichen Ernährung« die Minimalwerte kaum noch zu erreichen. Dadurch kommt es zu der paradoxen Situation eines »Mangels im Überfluss«.

Abwechslungsreiche Ernährung – genügt das?

Die optimale Zufuhr von Mikronährstoffen liegt drei- bis fünfmal höher als die von der DGE empfohlene Minimalzufuhr. 2 500 Kalorien einer ausgewogenen Kost mit heutigen Lebensmitteln enthalten nach Analysen aber nur noch 80 % des Minimalbedarfs. Der Rest sollte ergänzt werden.

Eine französische und eine holländische Studie entlarven den Mythos der »abwechslungsreichen Ernährung«. Deren Hochrechnungen zeigten, dass mit weniger als 2 500 Kalorien nur 80 % der empfohlenen, ohnehin schon niedrigen Richtwerte erreicht werden können.[139, 140] Eine moderne Frau nimmt aber in der Regel nur 1 850 Kalorien täglich auf. Eine höhere Kalorienaufnahme, auch mit »abwechslungsreicher Ernährung«, ist aber für Frauen in unserer Zeit aus Gründen der Figur nicht wünschenswert.

DGE-Zufuhrempfehlungen – aus der Steinzeit der Vitaminforschung

Welchen Einfluss haben die DGE-Werte auf die Produkte, die Sie in Deutschland kaufen können?
Sicher fragen Sie sich längst, warum die Werte der Deutschen Gesellschaft für Ernährung (DGE) für den Verbraucher überhaupt so wichtig sind? Der Grund liegt darin, dass sich verschiedenste Regelungen wie das Arzneimittelgesetz

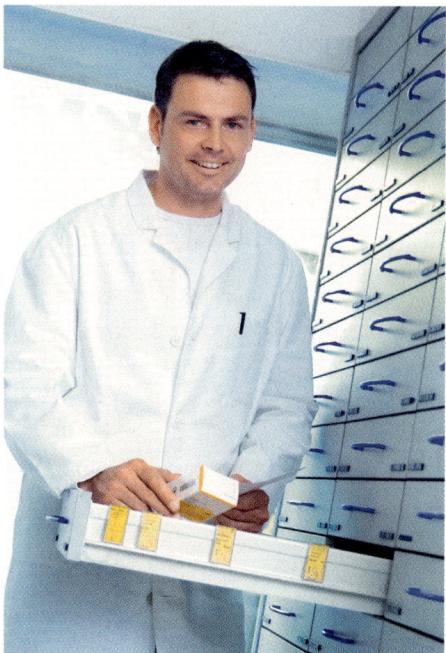

Unser Alltag: Leere Kalorien ohne Mikronährstoffe. Sie brauchen dann zusätzliche Mikronährstoffe.

und der Marktzugang ausländischer Produkte an den DGE-Werten orientieren. Was bedeutet das genau? Ganz einfach:

- Höher dosierte Vitamine gelten in Deutschland als Arzneimittel und dürfen nur in Apotheken verkauft werden. Die 3-fache Dosierung der DGE gilt schon als hochdosiert und die entsprechenden Produkte gelten als Arzneimittel.

- Gemäß deutscher Definition also »Ausländische Arzneimittel« (höher dosierte ausländische Vitamine, die dort ganz selbstverständlich im Supermarkt stehen), haben keine deutsche Arzneimittelzulassung. Deshalb ist der deutsche Markt praktisch ohne internationalen Wettbewerb und überteuert. So ist Vitamin E, durch fehlende ausländische Konkurrenz, 800 % teurer als in den USA. Auch die Zollbestimmungen – also das für Endverbraucher geltende Importverbot von preiswerten Vitaminen aus den USA – sind eng an die niedrigen DGE-Werte gekoppelt. Mehr dazu lesen Sie auf Seite 166.

- Als Nahrungsergänzungsmittel dürfen in deutschen Supermärkten nur niedrigdosierte Vitamine verkauft werden.

Tag für Tag bestimmt also eine Institution darüber, was Sie als Konsument in Deutschland kaufen können und was Sie dafür bezahlen müssen. Da ist es doch sehr interessant, sich zu fragen, wie solche Werte überhaupt zustande kommen. So eine Institution darf man ruhig einmal hinterfragen.

Die DGE definiert einen Minimalbedarf, der mit optimaler Gesundheitsvorsorge wenig zu tun hat. Schaut man sich die Zufuhrempfehlungen näher an, bemerkt man folgende Probleme:

- Die Zufuhrempfehlungen verschiedener Staaten für bestimmte Vitamine unterscheiden sich bis um das 20-fache![141] Nicht die wissenschaftliche Forschung, sondern die politische Machbarkeit bestimmt die Höhe der nationalen Zufuhrempfehlungen.

- Die Definition des Vitaminmangels ist antiquiert, da die Richtwerte auf Basis des Wissensstandes über Vitamine der 50er und 60er Jahre entwickelt wurden.

- Die Langzeitfolgen eines Vitaminmangels und die Vorbeugung gegen Freie-Radikale-Erkrankungen durch Antioxidanzien sind nicht berücksichtigt.

- Selbst innerhalb der DGE gibt es unterschiedliche Lager. Die DGE entscheidet aber nach dem Einstimmigkeits-Verfahren. Deswegen bewegt sich dort nichts, solange eine Stimme dagegen ist.

Das Jo-Jo-Spiel der politischen Zufuhrempfehlungen

Warum sind die staatlichen Zufuhrempfehlungen politische Richtlinien und nicht die optimalen Werte für eine Gesundsheitsvorsorge?
Am Beispiel des Folats kann man die absurde Situation der offiziellen Zufuhrempfehlungen sehr gut offenlegen. Folatmangel besteht bei durchschnittlich 90 % der Bevölkerung. Neun von zehn Lesern dieses Buchs haben also zu wenig davon. Folat ist jedoch unabdingbar für Ihre Gesundheit.

Es lohnt es sich also, Folat ausführlicher zu behandeln. Das Folat ist die Diva – das empfindlichste – unter den Vitaminen. Bei dreitägiger Lagerung in Supermarkttemperaturen gehen 70 % des Folats verloren, bei zweiminütigem Kochen weitere 80 % vom verbliebenen Rest. Unsere genetischen Voraussetzungen, also die Stoffwechselsoftware, haben sich seit der Erfindung des Kühlschranks und Kochtopfs aber nicht geändert.

115

Staatliche Verordnungen: Der Folsäurekrimi

Tatopfer Nr. eins: schwangere Frauen

Wie wirkt sich Folatmangel bei Schwangeren aus?

Folatmangel wirkt sich bei Frauen im gebärfähigen Alter besonders schwerwiegend aus. Laut der deutschen nationalen Verzehrstudie Vera haben 99 % der Frauen zwischen 19 und 35 Jahren

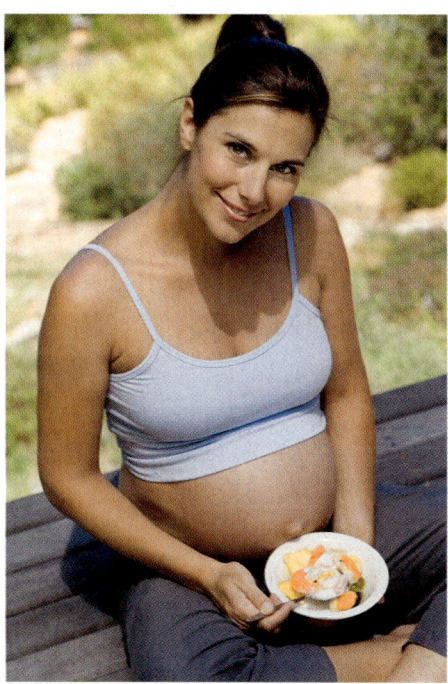

Zusätzliche Folsäure ist vor allem vor der Schwangerschaft wichtig. Ihr Mikronährstoffbedarf steigt in der Schwangerschaft enorm an.

zu wenig Folat.[142] Vor allem Frauen, die die Anti-Baby-Pille schlucken, haben extremen Folatmangel, da die Pille, wie viele Medikamente, Folat im Körper zusätzlich blockiert. Folatmangel erhöht um 70 % das Risiko, Kinder mit einer Fehlbildung am Gehirn (Neuronaldefekt) zu gebären. Pro Jahr gibt es 1 400 Neuronaldefekte, die entweder zu Abtreibungen oder zu Behinderungen führen können. 800 mcg zusätzliche Folsäure täglich kann demnach dieses Risiko um bis zu 70 % senken. Das bestätigen seit 30 Jahren umfangreiche Studien.

1989, während der Haushaltskrise in den USA, wurde trotz dieser Studienergebnisse die Folatempfehlung von 400 µg auf 200 µg halbiert. Der deprimierende Grund: Je höher die empfohlenen Richtwerte sind, desto teurer wird das Sozialbudget. Das liegt daran, dass in den USA für Sozialhilfeempfänger Lebensmittelmarken ausgegeben werden, die den Zufuhrempfehlungen entsprechen müssen. In den Jahren darauf kam es traurigerweise zur Geburt von Tausenden behinderten Kindern.

Noch 1992 wurden von der FDA, der amerikanischen Arzneimittelbehörde, Vitamintabletten konfisziert, bei denen auf der Packung angegeben war, dass Folsäure während und vor der Schwangerschaft das Fehlbildungsrisiko bei Säuglingen dramatisch senkt.

Schon 1993 wurde aber der Druck der Öffentlichkeit so groß, dass die FDA ihre Haltung ändern musste. Im Journal der American Medical Association jubelte die FDA nun auf einmal, dass der Zusammenhang zwischen Fehlbildungen und Folatmangel »eines der aufregendsten Forschungsergebnisse Ende dieses Jahrhunderts« sei. Die Ergebnisse großer Studien lagen zu diesem Zeitpunkt ironischerweise bereits seit gut 20 Jahren vor! Der Wert wurde wieder auf 400 µg hochgesetzt.

1997, also 5 Jahre später, nahm dann auch die deutsche DGE endlich Stellung und gab zu, dass zumindest Frauen mit Kinderwunsch 400 µg Folsäure zusätzlich einnehmen sollten, weil der empfohlene Wert durch die Ernährung nicht zu erreichen sei.[143]

Tatopfer Nr. zwei: Herzinfarkt-Opfer

Herzinfarkte durch Folatmangel sind häufig!

Seit 1998 wird in den USA den Grundnahrungsmitteln per Gesetz Folsäure zugesetzt. Der Grund: 50000 Herzinfarkte werden in den USA nur durch den Folatmangel verursacht. 15000 entsprechende Fälle hat Prof. Pietrzik für Deutschland berechnet. Da sich bei Folatmangel das Risiko für Herz-Kreislauf-Erkrankungen stark erhöht, ist es nur logisch, dass mit der zusätz-

lichen Gabe dieses Vitamins Geld im staatlichen Gesundheitsbudget gespart werden kann. In den USA wird auf diese Weise Forschung vernünftig in Prävention umgesetzt.

Im Jahr 2000 setzte die DGE zaghaft die Empfehlung für alle Erwachsenen von 300 µg auf 400 µg herauf. Dies konnte laut DGE natürlich mit einer vollwertigen Ernährung erreicht werden. Da 90 % der Bevölkerung 300 µg schon nicht schaffen, zeigt sich daran die absurde Fehlinformation, mit der der Verbraucher in die Irre geleitet wird.

2007 sieben Jahre später lädt die DGE zu einer Pressekonferenz ein »Folat – das vergessene Vitamin«. Nun jubeln die Experten, dass man das Mehl wie in den USA anreichern müsse, um den Folatmangel zu beheben. Es wird betont, dass Vitamintabletten das Problem aber auf keinen Fall lösen können. Politisch ist die gesetzliche Anreicherung leider nicht durchsetzbar. Bei der Geschwindigkeit deutscher Politik wird es aber sicher noch einmal 10 Jahre oder 14000 Missbildungen und 155000 Tote durch Herz-Kreislauf-Erkrankungen dauern bis es eine gesetzliche Regelung zur Folsäure-Anreicherung gibt.

Mein Tipp: Bis dahin können wir getrost Vitaminpillen mit Folsäure einnehmen und das Risiko für Herz-Kreislauf-Erkrankungen, Krebs und Demenz eigenverantwortlich vermindern. Anhand dieses Willkür-Krimis kann man gut sehen, wie Zufuhrempfehlungen trotz vorliegender Forschungsergebnisse aus dem Handgelenk heraus halbiert und einige Jahre später, wenn es opportun erscheint, wieder verdoppelt werden. Dann plötzlich werden sogar Grundnahrungsmittel damit angereichert. Manche Länder verschlafen aber auch diese Maßnahmen wieder. Ähnlich wir schwanken die Empfehlungen für andere Vitamine, zum Beispiel für Vitamin E und Vitamin C.

Die Politiker in den USA setzten in diesem Fall die positiven Forschungsergebnisse eher um. Zuzugeben, dass das empfindliche Folat mit der derzeitigen Ernährung bei bis zu 99 % der Deutschen nicht gedeckt werden kann, würde die Sinnhaftigkeit von DGE-Werten insgesamt in Frage stellen. Nach dem Motto: Die DGE soll schließlich zeigen, dass man mit einer guten Ernährung alles Notwendige bekommt. Das schaffen ja auch immerhin 1 % der Deutschen. Das ist absurd.

Antiquierte Vorstellungen über Vitaminmangel

Grundlage für die DGE-Werte ist die Verhinderung von Mangelerkrankungen, die durch Vitaminmangel entstehen. Dazu zählen zum Beispiel Skorbut (früher auch Matrosen-Krankheit genannt) bei Vitamin-C-Mangel, Anämie (Blutarmut) bei Folat- und Vitamin-B_{12}-Mangel, Rachitis bei Kindern mit Vitamin-D-Mangel und Beriberi bei Vitamin-B_1-Mangel. Zum Schutz gegen diese schweren Erkrankungen ist ein Minimum an Vitaminen notwendig. Natürlich stirbt an diesen Krankheiten heute kein Mensch mehr in Deutschland. Die gegenwärtigen Probleme und Kostentrciber im Gesundheitswesen liegen bei Herz-Kreislauf-Erkrankungen, Krebs, Osteoporose und Demenz.

Nach der »Pi-mal-Daumen«-Methode wurde bei den Zufuhrempfehlungen auf das absolute Minimum zur Sicherheit noch etwas draufgesetzt, und so hatte man dann einen Wert für die tägliche Zufuhr von Vitaminen und Mineralstoffen. Es ist natürlich blanker Unsinn, dass man den Vitaminverbrauch von Millionen Stoffwechselreaktionen milligrammgenau berechnen könnte, und dass dieser auch noch für jeden Menschen zwischen 18 und 65 Jahren mit unterschiedlichen Ernährungs- und Lebensgewohnheiten gleich wäre.

Bei anderen Vitaminen, bei denen ein Defizit nicht sofort Mangelsymptome oder Krankheiten hervorruft, sondern sich erst nach vielen Jahren die Folgen der Unterversorgung zeigen, wie zum Beispiel bei Herz-Kreislauf-Erkrankungen durch Vitamin-E-Mangel oder bei den Zellschäden durch Antioxidanzienmangel, ist die Empfehlung noch folkloristischer entstanden.

Der Richtwert in den USA von 12 mg Vitamin E pro Tag entstand, indem man berechnete, wie viel Vitamin E sich im Suppenteller des durchschnittlichen Amerikaners in den 50er Jahren befand, der keine größeren Anzeichen von Defiziten zeigte. Als Langzeitfolge zieht Vitamin-E-Mangel allerdings ein stark erhöhtes Risiko für Herz-Kreislauf-Erkrankungen und Krebs nach sich.

Neue Orientierungswerte sind für Verbraucher daher heute notwendig. Minimalzufuhrwerte sind irreführend. Als Berechnungsbasis für die Zufuhr dürfen nicht die Kurzzeitfolgen, sondern die Langzeitfolgen eines Vitaminmangels müssen in den Fokus gerückt werden. Die Erfahrungen aus klinischen Langzeitstudien können dazu gute Anhaltspunkte geben.

GUT ZU WISSEN

Optimal- statt Minimalzufuhr

Durch die niedrigen Zufuhrempfehlungen wiegt sich der Verbraucher in einer falschen Sicherheit. Seit dem Beginn der Stoffwechselforschung in den 6oer Jahren, auf der die DGE-Werte größtenteils beruhen, gab es eine wahre Explosion des Wissens. Eine optimale Gesundheitsvorsorge berücksichtigt heute die Langzeitfolgen des Vitaminmangels und geht von einem höheren Bedarf aus.

Die sechs Stadien des Mikronährstoffmangels

Stadium 1 und 2: Entleerung der Gewebe- und Knochenspeicher

Warum merken Sie einen Mikronährstoffmangel anfänglich kaum?

Blutuntersuchungen für Mikronährstoffe außerhalb der Zellen zeigen sehr oft komplett normale Werte. Das liegt daran, dass eine mangelnde Zufuhr zunächst die Gewebe- und Zellspeicher der Mikronährstoffe innerhalb der Zellen entleert. Hier einige Beispiele:

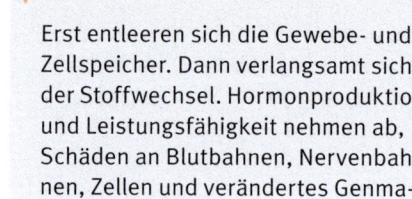

- Die weißen Blutkörperchen, die normalerweise den 40-fachen Gehalt

Erst entleeren sich die Gewebe- und Zellspeicher. Dann verlangsamt sich der Stoffwechsel. Hormonproduktion und Leistungsfähigkeit nehmen ab, Schäden an Blutbahnen, Nervenbahnen, Zellen und verändertes Genmaterial nehmen zu.

an Vitamin C speichern, enthalten immer weniger Vitamin C. Dadurch verliert das Immunsystem an Schlagkraft. Sie werden infektanfällig. Die Blutuntersuchung misst aber den Vitamingehalt außerhalb und nicht in den Immunzellen.

- Der Magnesiumgehalt im Blut ist normal, obwohl der Gehalt in den Zellen fällt. Dadurch wird der Stoffwechsel in der Zelle verlangsamt.
- Der Gehalt an Vitamin E im Blut – also außerhalb der Zelle – ist normal, obwohl sich weniger von diesem Vitamin in den Zellmembranen befindet. Dadurch werden die Zellmembranen immer mehr durch freie Radikale geschädigt.

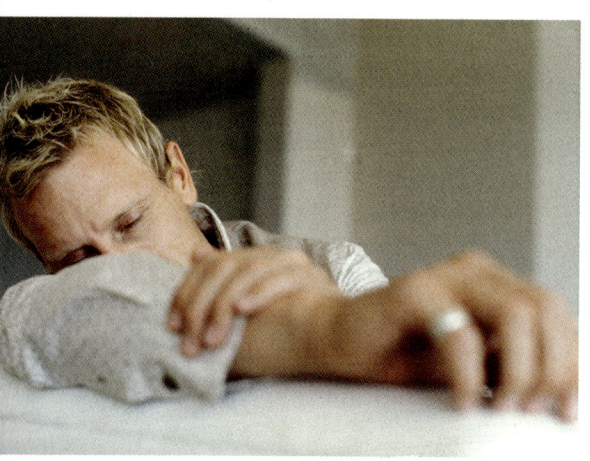

Vitaminmangel? Weniger Leistungsfähigkeit und häufige Stimmungswechsel sind erste Symptome.

▮ Der Kalziumgehalt im Blut ist normal, obwohl in den Knochen der Verlust an Knochendichte durch Kalziumverluste angezeigt würde.

Es kommt also immer auf die Messmethode an. Vitaminblutuntersuchungen bringen daher im Stadium 1 bis 2 oft wenig. Aussagekräftig in diesem Stadium ist ein Bluttest auf oxidativen Stress durch freie Radikale (siehe Seite 28), um eine zu geringe Versorgung mit Antioxidanzien wie Vitamin C und E anzuzeigen.

Stadium 3 und 4: Mangelsymptome – verlangsamter Stoffwechsel und Anhäufung von Schädigungen

Die Mikronährstoff-Blutspiegel sind normal. Sie befinden sich allerdings meist im unteren Drittel der Norm.

Da die Gewebespeicher entleert sind, werden immer mehr Stoffwechselabläufe und die Produktion von Hormonen auf Sparflamme gesetzt. Wie fühlen wir uns dabei? Vielleicht nicht ganz so leistungsfähig und Konzentration und Gedächtnis lassen nach. Möglicherweise sind wir anfälliger für Stress und haben Stimmungsschwankungen.

Warum ist das untere Drittel der Normwerte von Vitaminen im Blut nicht genug?

Frauen können unter dem prämenstruellen Syndrom leiden. Die Fettverbrennung funktioniert nicht optimal, und Sie sind anfälliger für Infekte. In den Stadien 3 und 4, die 15 bis 30 Jahre dauern können, werden die Grundlagen für die degenerativen Erkrankungen des Herz-Kreislauf-Systems, des Nervensystems (Parkinson-Krankheit, Alzheimer-Krankheit oder Altersdemenz) und für Krebs gelegt. Fehlende Antioxidanzien machen erste Membranschäden an den Zellen messbar. Die Körperzellen altern vorzeitig durch Veränderungen am Erbgut und durch Stoffwechselveränderungen, die sich akkumulieren.

Den Mikronährstoffmangel in diesem Stadium erkennt man an geringfügigen Anzeichen, denen zunächst keine Aufmerksamkeit geschenkt wird. Welche Symptome für einen Mikronährstoffmangel sprechen, finden Sie auf Seite 97. Verdächtig ist es immer, wenn Sie an mehreren bekannten und typischen Mangelsymptomen für einen bestimmten Mikronährstoff leiden.

Machen Sie die Blutwerte fit: 5-mal täglich Obst und Gemüse, Vollkornprodukte und zusätzliche Mikronährstoffe. So erreichen Sie nach wenigen Monaten wieder die Mikronährstoff-Blutwerte der Sieger und meistern das Leben mit Rückenwind.

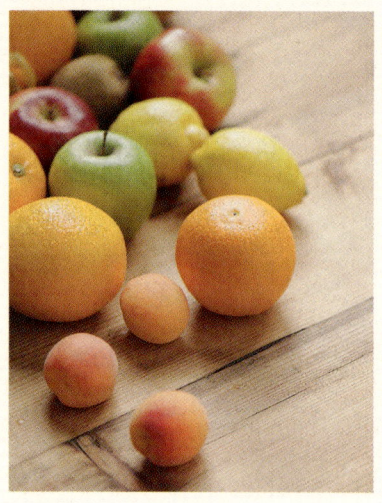

Was Sie jetzt tun können

In diesen Stadien können Sie durch eine Umstellung der Ernährung mit fünfmal am Tag Obst und Gemüse, mehr Vollkornprodukten und zusätzlichen Mikronährstoffen sehr viel erreichen, weil die Schäden sich noch nicht in dauerhafte Krankheiten umgesetzt haben. Nach einigen Monaten, wenn die Zellen besser funktionieren und ausgetauscht worden sind, und auch der Stoffwechsel sich reguliert hat, werden Sie den Unterschied merken. Mikronährstoffe können in diesen Stadien auf drei Ebenen wirken:

1. Optimierung des Stoffwechsels zur Leistungssteigerung.
2. Unterstützung des Immunsystems zur Infektabwehr.
3. Langfristige Sicherung der Gesundheit.

Falls Sie Ihre Blutwerte erheben lassen, sollte das Ziel immer sein, diese ins obere Drittel der Normwerte zu bringen! Denn die Normwerte sind Mittelwerte oder Durchschnittswerte der gesamten Bevölkerung. Bedenken Sie, wie sich der Durchschnitt der Bevölkerung ernährt. Sie brauchen nur in den Einkaufswagen der Person vor Ihnen in der Supermarktschlange zu blicken. Im Mittelfeld dieses Durchschnittsblutwertes zu liegen, ist sicher keine Glanzleistung und ganz sicher nicht das Optimum für Ihre Gesundheit und Leistungsfähigkeit. Mit Vitaminen, Mineralien und Spurenelementen können Sie die Blutwerte in dieses obere Drittel »tunen«. Aussagekräftig ist auch ein Test auf ein erhöhtes Homocystein, um eine für Ihren Stoffwechsel zu niedrige Zufuhr von Folat, Vitamin B_{12} und B_6 festzustellen.

Stadium 5: Funktionelle Störungen – behandlungs-bedürftige Symptome

Was können Sie von Mikronährstoffen im Stadium 5 erwarten?

In diesem Stadium kommt es zu behandlungsbedürftigen Symptomen und den typischen Erscheinungen des chronischen Mikronährstoffmangels: depressive Zustände, chronisches Müdigkeitssyndrom, Burnout-Syndrom, Bluthochdruck, hohe Blutfett-Werte, hoher Blutzucker, Vorstufen entarteter Zellen.

Was Mikronährstoffe jetzt noch leisten können

In diesem Stadium haben viele Menschen ganz unrealistische Erwartungen an Vitamine. Sie wollen jahrzehntelange Versäumnisse schnell ausgleichen und regulieren. Mikronährstoffe wirken aber hauptsächlich vorbeugend. Deshalb darf man Mikronährstoffe nicht als Reparaturmedizin gegen Gen- und Zellschäden oder einen komplett entgleisten Stoffwechsel betrachten.

Der auf Mikronährstoffe spezialisierte Mediziner kann durch gezielten und hochdosierten Einsatz von bestimmten Mikronährstoffen den Stoffwechsel eventuell noch beeinflussen und enzymatische Reparaturprozesse in Gang setzen. Dies ist ein therapeutischer Einsatz von Mikronährstoffen, der in die Hand eines erfahrenen Orthomolekular-Mediziners gehört! Wie Sie an solche Spezialisten kommen, erfahren Sie im Anhang des Buches S. 169.

Info

Mikronährstoffe wirken vor allem zur Verhinderung von Krankheiten. Der therapeutische Einsatz von Mikronährstoffen aktiviert zwar die Selbstheilungskräfte, sie sollten hier aber keine unrealistischen Erwartungen haben.

Stadium 6: Pathologische Störungen – nicht umkehrbare Schäden

Die sich im Laufe der Zeit angesammelten Veränderungen am Erbgut, den Zellen, Schäden an Organen und Freie-Radikale-Erkrankungen wie Krebs, Herzinfarkt, Diabetes, Katarakt sind nicht mehr umkehrbar.

Was in diesem Stadium überhaupt noch möglich ist

Eine Orthomolekulartherapie, das heißt die Einnahme von hochdosierten Mikronährstoffen, kann hier nur noch begleitend zur klassischen Schulmedizin eingesetzt werden. Bei Krebs beispielsweise können freie Radikale, die bei der Strahlentherapie vermehrt entstehen, abgefangen werden, und bei Herzinfarkt kann das Risiko für einen zweiten Infarkt um 70 % gesenkt werden. Die eigentlichen Schädigungen lassen sich aber nicht rückgängig machen, sondern nur noch verzögern.

Info

> Die eigentlichen Schädigungen lassen sich durch Mikronährstoffe in diesem Stadium nicht mehr rückgängig machen, sondern nur noch verzögern.

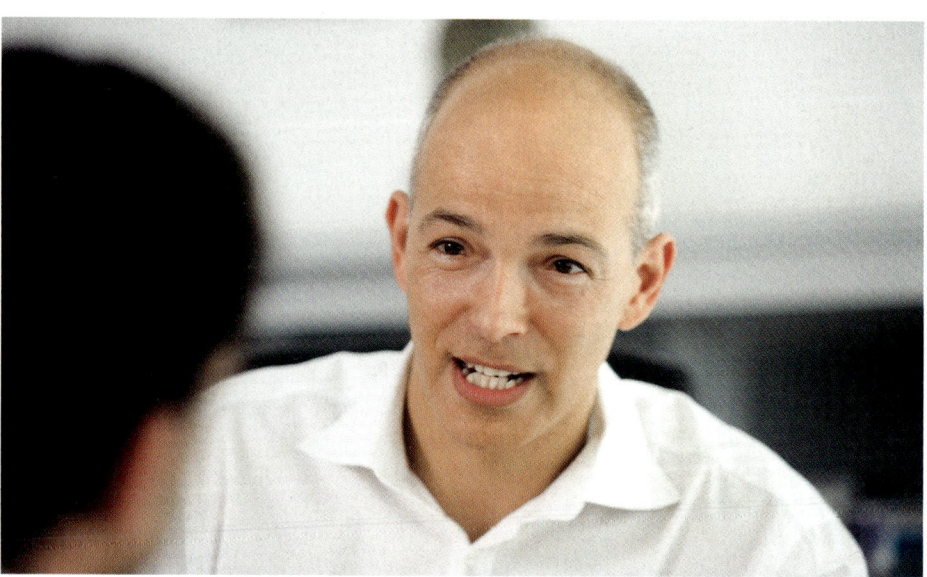

Hochdosierte Vitamintherapie gehört in die Hand des Arztes mit Zusatzbezeichnung: »orthomolekulare Medizin«.

Die sechs Stadien des Mikronährstoffmangels

Stadien	1–2 Schlechte Versorgung	3–4 Mangel- symptome	5 Funktionelle Störungen	6 Pathologi- sche Störun- gen
Folgen	↓ Entlee-rung der Gewebespei-cher	↓ Stoff-wechsel ↑ Immun-system Degenerati-ve Schäden	↑ ↓ be-handlungs-bedürftige Symptome	↑ nicht umkehrbare Schäden
↓ gespeicherte Mikronährstoffe	Abnahme			
↓ Mikronährstoff-Blutspiegel		Abnahme		
↓ Aktivität vitamin-abhängiger Enzyme und Hormone		Abnahme		
↑ Stoffwechselstö-rungen ↑ degenerative Schädigungen		Zunahme		

125

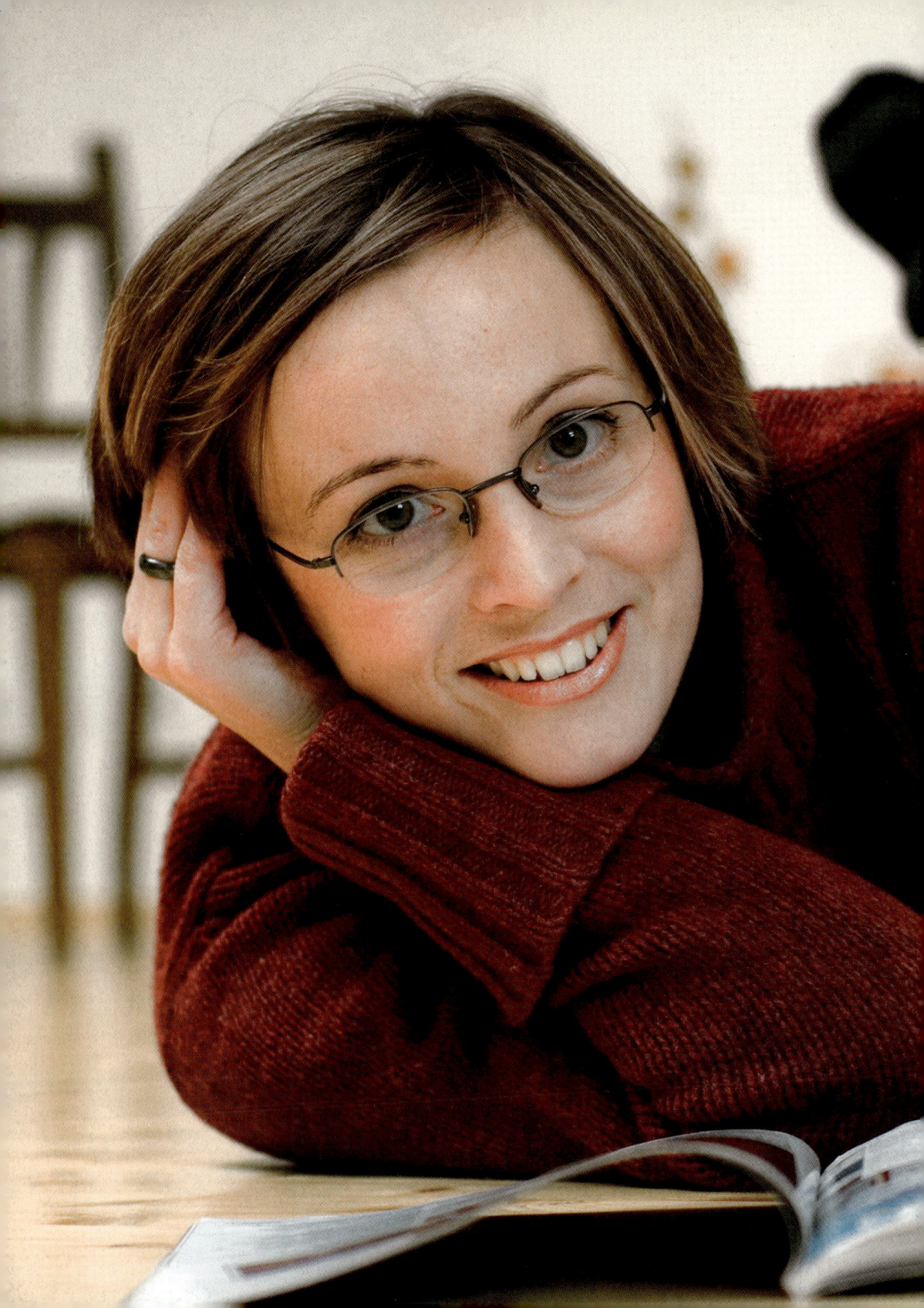

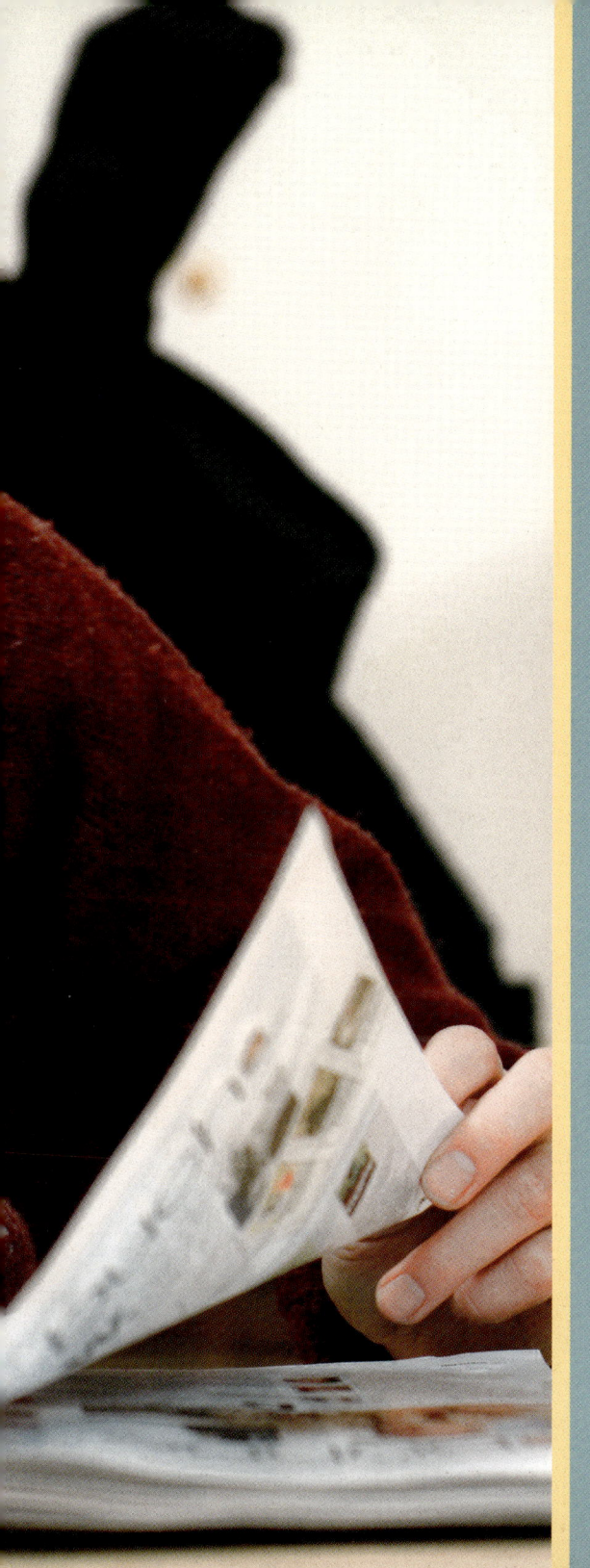

Wer braucht Mikronähr-stoffe?

Warum sollten Sie im oberen Drittel der Vitaminblutwerte sein? Wie sehen die Blutwerte der Champions aus? Warum ist die Minimalzufuhr zu wenig? Was ist eine Sicherheitszufuhr? Warum brauchen junge Frauen, Ältere, Raucher, Sportler, Schadstoffbelastete, Diabetiker und viele andere Gruppen mehr Mikronährstoffe? Wie werden Schadstoffe durch Mikronährstoffe entsorgt?

Tunen Sie Ihre Blutwerte

Wenn Sie Ihren Mikronährstoff-Blutspiegel bestimmen lassen, sind die Normwerte ein besonderes Kapitel. Die Normwerte variieren von

Info

Vorsicht bei Normwerten. Sie vergleichen sich mit einem sich schlecht ernährenden Bevölkerungsdurchschnitt. Die einfachste Grundregel ist daher: Optimale Blutwerte liegen immer im oberen Drittel der Normwerte.

Staat zu Staat, je nachdem wie der Durchschnitt der Bevölkerung mit Mikronährstoffen versorgt ist.

Ein gutes Beispiel ist Selen: Da Deutschland Selenmangelgebiet ist, wird der durchschnittliche Normwert für die deutsche Bevölkerung mit niedrigen 70 µg/l angegeben. Mit diesem viel zu niedrigen Wert »liegen Sie in der Norm.« Die Weltgesundheitsorganisation (WHO) gibt den Durchschnittswert aber mit 200 µg/l an.

Die Blutwerte der Champions

Bei Leistungssportlern wird es längst gemacht. Die Blutwerte werden in das obere Drittel der Norm angehoben, um optimale Leistungen erbringen zu

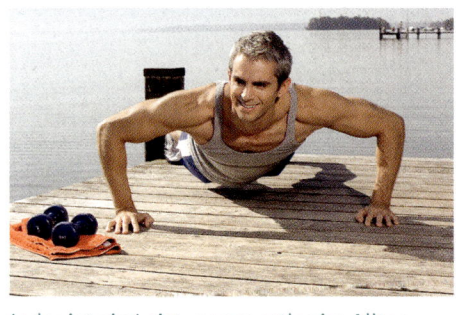

Jeder ist ein Leistungssportler im Alltag. Tunen Sie Ihre Blutwerte für mehr Leistungsfähigkeit.

können. Auch Sie sind ein Hochleistungssportler – Sie brauchen Nerven wie Drahtseile im Beruf oder in der Familie und müssen täglich Hochleistungen bei der Arbeit erbringen. Ihre Leistungsfähigkeit und Ihre Gesundheit sind Ihr Kapital und Ihr Konkurrenzvorteil. Durch das Anheben der Werte der Mikronährstoffe im Blut kann der Stoffwechsel optimiert werden. Außerdem wird das Nervenkostüm gefestigt, und Krankheitszeiten können durch die Unterstützung des Immunsystems vermindert werden. So machen es auch die Tiere in der freien Natur, wenn sie sich das frischeste Futter suchen.

Die Blutwerte der Champions

Mikronährstoffe im Serum	Empfehlung	Ihr Vorteil
Kalzium	> 2,5 mmol/l	Knochenschutz, besseres Nerven-system
Ihr Wert		
Magnesium	> 0,9 mmol/l	niedriger Blutdruck und gute Nerven
Ihr Wert		
Eisen		
Männer	1,1–1,5 mg/l	guter Sauerstofftransport im Blut
Frauen	1,0–1,43 mg/l	
Ihr Wert		
Selen	150–170 µg/l	Zellschutz, Krebsprophylaxe
Ihr Wert		
Folat	25 µg/l	Risikosenkung Herz-Kreislauf-Erkran-kungen, Krebs, Demenz
Ihr Wert		
Vitamin E	30 µg/ml	Zellschutz, Risikosenkung Herz-Kreislauf-Erkrankungen
Ihr Wert		
Vitamin C	20–30 mg/l	Zellschutz, Risikosenkung Herz-Kreislauf-Erkrankungen
Ihr Wert		
Vitamin D*	30–60 µg/ml	Knochenschutz, Risikosenkung Krebs
Vitamin D**	60–120 µg/ml	Knochenschutz, Risikosenkung Krebs
Ihr Wert		
Vitamin B_1	40–100 ng/ml	gute Nerven
Ihr Wert		
Vitamin B_2	150–250 µg/ml	Energiestoffwechsel
Ihr Wert		
Vitamin B_6	100–200 µg/ml	schneller Zellaufbau
Ihr Wert		
Vitamin B_{12}	500–1000 pg/ml	psychische Stabiliät im Alter, Risiko-senkung Demenz
Ihr Wert		

* 25-Hydroxycholecalciferol
** 1,25 Dihydroxycholecalciferol

Welche Funktionen Vitamine, Mineralien und Spurenelemente sonst noch beeinflussen, finden Sie auf S. 179.

Welche Normwerte garantieren eine optimale Leistungsfähigkeit?

Da die Normwerte häufig eher schwammig oder zu niedrig angesetzt sind, sind kritische Blutwerte für gesunde Menschen in der Tabelle auf Seite 84 aufgeführt. Die Angaben orientieren sich an den Werten, die von Dr. Strunz für das bekannte Forever-young-Programm entwickelt wurden. Für mehr Leistung und optimalen Schutz können Sie Ihre Blutwerte in diesen oberen Bereich tunen (siehe Seite 158).

GUT ZU WISSEN

Blutwerte der Mikronährstoffe

Kranke und Gesunde unterscheiden sich in ihren Blutwerten. Niedrige Blutwerte deuten häufig auf einen niedrigen Mikronährstoffgehalt in der Zelle hin. Sie können Ihre Mikronährstoff-Blutwerte in das obere Drittel der Norm tunen, um eine optimale Leistungsfähigkeit und Immunfunktion zu erreichen. Dabei werden sich Ihre Gewebespeicher allmählich auffüllen.

Das Verhindern von Mangelerscheinungen ist zu wenig

»100 ml dieses Safts decken 60% Ihres Vitamin-C-Bedarfs nach DGE.« Sie wissen mittlerweile, was Sie von solchen Angaben halten dürfen. Die DGE-Werte liegen zu tief.

Der Konsument glaubt an die Zufuhrempfehlungen bzw. die Referenzwerte der DGE und denkt, das Beste für sich getan zu haben. Was aber berücksichtigen diese Werte nicht?

- Die **optimale Leistungsfähigkeit** hängt direkt mit einer überdurchschnittlichen Mikronährstoffzufuhr zusammen.
- Ein **schlagkräftiges Immunsystem** ist von der optimalen Versorgung mit Mikronährstoffen abhängig.
- Der **langfristige Schutz** vor freien Radikalen ist direkt abhängig von der erhöhten Zufuhr von Antioxidanzien.
- **Lebensgewohnheiten, genetische Voraussetzungen** und **bereits bestehende Erkrankungen** können den Bedarf vervielfachen. Es lässt sich deshalb kein durchschnittlicher Bedarf für alle Menschen konstruieren.
- **Entgiftungsmechanismen**, die zur Entsorgung erhöhter Schadstoffmengen vermehrt aktiv sind, führen zu einem wesentlich erhöhten Bedarf an bestimmten Mikronährstoffen.

Dieses Kapitel soll Ihnen ein Gefühl dafür geben, wie viel an Mikronährstoffen für Ihre Gesundheitsvorsorge optimal wären und nicht, wie es den Zufuhrempfehlungen zugrunde liegt, darüber zu spekulieren, wie viel Mikronährstoffe Ihnen in Milligramm genau zustehen.

Info

Bei der Versorgung mit Mikronährstoffen gilt die Kernaussage: Das Problem der Mikronährstoffe ist nicht die Überdosierung von einigen Milligramm, sondern die gesundheitlichen Folgen der Unterdosierung.

Wie viel Vitamin C brauchen Sie?

Die optimale Deckung des Vitamin-C-Bedarfs für das Immunsystem ist erst erreicht, wenn die Polizisten der Immunabwehr, die Lymphozyten und Leukozyten, gesättigt sind. Zu Infektionszeiten kann sich der Bedarf dieser Immunzellen verzehnfachen. Ohne Probleme können aber die Leukozyten auch in Zeiten ohne Infektion wesentlich mehr als die von der DGE empfohlenen 100 mg Vitamin C speichern.

Manchmal wird behauptet, dass bei einer über den DGE-Werten liegenden Vitamin-C-Zufuhr das darüber hinaus aufgenommene Vitamin C zu 100 % ausgeschieden würde (»teurer Urin«). Das ist nicht korrekt. Nur ein Teil des Vitamin C wird ausgeschieden. Der Rest wird in den Zellen des Immunsystems und in verschiedenen hoch sensiblen Organen, wie zum Beispiel der Netzhaut Ihrer Augen, gespeichert. Dort schützt es die sensiblen Zellen vor oxidativer Zerstörung.

In einer Zusammenfassung[144] aller Studien, die zwischen 1942 und 1982 gemacht wurden, zeigt sich: Die wichtigen Immunzellen füllen sich weiter mit Vitamin C bis zu einer Gabe von 1 000 mg.

Auch das Vitamin C, das ausgeschieden wird, hat eine wichtige Funktion: Es bindet Schadstoffe und diese können dann über den Urin ausgeschieden werden.

Je mehr Vitamin C aufgrund persönlicher Lebensumstände wie Stress, Rauchen oder zur Infektabwehr aufgebraucht wird, desto weniger wird ausgeschieden. Sie brauchen also einen Sicherheitspuffer für die verschiedensten Situationen/Lebensgewohnheiten/Schadstoffe, denen Sie täglich ausgesetzt sind. Tiere reagieren darauf flexibel. Sie produzieren einfach aus Zucker mehr Vitamin C, wenn dies nötig ist. Der Mensch kann das nicht.

Eine Zigarette zum Beispiel braucht 30 mg Vitamin C auf, also fast ein Drittel der DGE-Tagesdosis von 100 mg. Die »Spur von Vitamin C« von 100 mg bewahrt Sie vielleicht vor Skorbut, aber nicht vor einer Infektion, die Sie sich in der Straßenbahn zuziehen, wenn viele Menschen erkältet sind.

Info

Eine Vitaminzufuhr von 400 mg bis 1000 mg wird in den USA als Sicherheitszufuhr bezeichnet, da sie den verschiedensten komplexen Lebensumständen Rechnung trägt.

Wie viel Langzeitschutz durch Antioxidanzien ist nötig?

Wie viel Antioxidanzien brauchen Sie, um die Zellen zu schützen? Bestimmte Organe speichern antioxidative Vitamine, um sich zu schützen. Die von der DGE empfohlenen 100 mg Vitamin C und 14 mg Vitamin E senken weder die Krebsrate noch die Zahl der Herz-Kreislauf-Erkrankungen, noch kann die Häufigkeit von Katarakten gesenkt werden.

Um Freie-Radikale-Erkrankungen vorzubeugen, müssen Sie die freien Radikale effizient binden. Freie Radikale sind überall dort zu finden, wo

- Sauerstoff transportiert wird (Lunge, Blutbahn).
- UV-Licht auftrifft (Haut, Auge).
- Schadstoffe der Umwelt oder aus Medikamenten entsorgt werden (Leber, Lunge bei Rauchern) oder Schadstoffe sich ansammeln.

- Das Immunsystem aktiv ist (Infektionen, Krebs, Entzündungen, Diabetes).

Lebenserwartung und Antioxidanzien

Eine niedrige Krebsrate und Herzinfarkthäufigkeit setzt sich natürlich um in eine verlängerte Lebenserwartung. So konnte an 11 348 Amerikanern gezeigt werden, dass diejenigen, die 800 mg Vitamin C pro Tag als Ergänzung zu sich nahmen, gegenüber denen, die nur 50 mg zuführten, eine um 35 % reduzierte Sterblichkeitsrate im Vergleichszeitraum und eine um fünf Jahre verlängerte Lebenserwartung hatten![145] Eigentlich erstaunen diese Ergebnisse nicht. Die Evolution hat das antioxidative Schutzsystem selektiert, damit es die im Stoffwechsel und durch das Immunsystem entstehenden freien Radikale neutralisiert. Werden die antioxidativen Vitamine nicht in ausreichender Menge zugeführt, degenerieren die Zellen und die Erbmasse wesentlich früher. Vor allem die Schä-

Tipp

Das Linus-Pauling-Institut empfiehlt 200 mg Vitamin E zusätzlich. Das nationale amerikanische Krebsforschungsinstitut empfiehlt die dreifache Menge an Antioxidanzien zur Vorbeugung gegen Krebs. Die Forschung über Freie-Radikale-Erkrankungen ist in den DGE-Werten sämtlich nicht enthalten.

den an der Erbmasse, der Software
für den Stoffwechsel der Zelle, führen
zu immer höheren Abweichungen im
Stoffwechsel, aus denen dann Krankheiten und Fehlfunktionen entstehen.
Wir altern. Der vorgezogene Alterungsprozess führt so einer kürzeren Lebenserwartung.

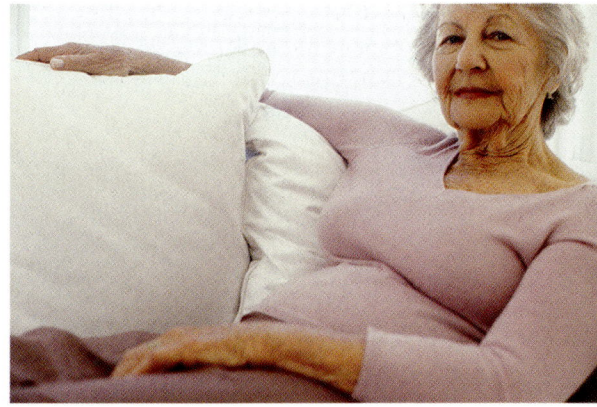

Wie viel B-Vitamine brauchen Sie?

Eins ist sicher: 800 mg Folat werden Sie
aus der Ernährung heraus nicht schaffen. Im obersten Drittel der Folatzufuhr
zu sein, würde Sie aber am besten vor
Schlaganfällen, verschiedenen Krebsformen und Demenz schützen. Die
beste Vitamin-B-Betankung setzt zusätzlich enorme Leistungsreserven frei
und hält Ihr Gehirn fit.

Sie merken schon: Viele Wissenschaftler weigern sich, die Minimalzufuhr
und die angeblich berechnete, zu niedrige milligrammgenaue Zufuhr anzu-
erkennen. Stattdessen wird von ihnen
eine Sicherheitszufuhr empfohlen. Ein
eventuelles Zuviel an wasserlöslichen

Vitaminen wird einfach ausgeschieden.
Ein Großteil wird aber je nach Lebensumständen, Genetik, Alter und Ernährungsgewohnheiten aufgebraucht. Im
folgenden Teil zeige ich Ihnen, warum
verschiedene Zielgruppen mehr Vitamine brauchen.

Info

B-Vitamine werden problemlos ausgeschieden, wenn Sie diese nicht
aufbrauchen. Wenigstens die einfache zusätzliche Minimalzufuhr würde
bei vielen den Stoffwechsel schon
verbessern.

»Risikogruppen« – wer braucht mehr Mikronährstoffe?

Eigentlich wissen Sie es längst: Sie sind einmalig. Mit Ihrem unverwechselbaren Genmaterial, Stoffwechsel, Ihrer eigenen Lebensweise, Ihren Ernährungsvorlieben und gesundheitlichen Problemen.

Erstaunlicherweise werden aber viele zum »normierten Stoffwechsel-Durchschnittsbürger« bei der Berechnung der Vitaminzufuhr. Menschen, die durch die Lebensweise oder bereits bestehende Erkrankungen einen erhöhten Bedarf haben, werden Risikogruppen genannt. Bei genauerer Betrachtung fällt auf, dass sich 80 % der deutschen Bevölkerung als »Risikogruppe« bezeichnen dürfen. Sie werden sich sicher in der Tabelle in mehreren dieser Gruppen wiederfinden. Für einige dieser Gruppen werde ich zeigen, warum der Bedarf sich vervielfacht. Auch die DGE benennt – übrigens im Kleingedruckten – Risikogruppen, die einen erhöhten Mikronährstoffbedarf haben. Dass sich allerdings ein so großer Teil der Bevölkerung im Kleingedruckten befindet, erstaunt.

»Risikogruppen« mit einem erhöhten Bedarf an Mikronährstoffen

ohne bestehende Grunderkrankung	Risikofaktor	Menschen mit bestehender Grunderkrankung	Risikofaktor
Akute Infektionen	++++	Infarkt/Schlaganfall	++++
Raucher	++++	Hohe Blutfett-Werte	++++
Alkoholkonsumenten	++++	Diabetiker	++++
Stark Gestresste	++	Bluthochdruck	++
Freizeitsportler	++	Rheumatiker	++
Sonnenanbeter	++	Augenerkrankungen	
Diät haltende	++	(Katarakt, Makuladegenerationen)	++++
Strenge Vegetarier	+	Vorstufen von Krebs/Tumor	++++
Umweltbelastete	++	Hoher Arzneimittelverbrauch	++
Amalgamplombenträger	+++	Asthmatiker	+++
Ältere Menschen	+++	Allergiker	+++
Jugendliche	++		
Schwangere	++++		
Frauen bei Pilleneinnahme	+++		

Rauchschadstoffe verbrauchen Antioxidanzien

Jeder Zug an einer Zigarette bedeutet, dass Sie ungefähr 10^{15} (1 000 000 000 000 000) freie Radikale einatmen.[146] Diese freien Radikale lösen Kettenreaktionen weiterer freier Radikale aus, wenn sie nicht durch Antioxidanzien neutralisiert werden. Eine Zigarette kann bis zu 30 mg Vitamin C verbrauchen. Ein Großteil des verfügbaren Vitamins C wird dazu zur Lunge mobilisiert, wo die Schadstoffe ankommen, um diese dort direkt zu neutralisieren. Der Vitamin-C-Gehalt kann so im Blut und in den Leukozyten des Immunsystems um 40 % sinken.

Die Folgen des Antioxidanzienmangels sind:

- Die oberen Luftwege von Rauchern sind anfällig, da Bakterien und Viren von einem schlappen Immunsystem zu langsam zerstört werden.
- Der Überschuss an freien Radikalen führt zu entarteten Zellen in den Luftwegen, die vom Immunsystem nicht eliminiert werden.
- Der durch den erhöhten Verbrauch entstehende Antioxidanzienmangel in der Blutbahn führt dazu, dass Cholesterin durch freie Radikale oxidiert (ranzig) wird und an den

STUDIEN ZU LUNGENKREBS

Tipp für Raucher

Lungenkrebs ist die häufigste Krebsform bei Männern und die fünfthäufigste bei Frauen. Essen Sie viel Obst und Gemüse: In 8 von 9 Studien senkte Obst und in 12 von 20 Studien senkte Gemüse das Lungenkrebsrisiko von Rauchern![147] Lycopen aus Tomaten ist ein potenter Fänger freier Radikale und senkt das Risiko besonders gut.[148] Durch Vitamin C sank das Lungenkrebsrisiko in mehreren Studien mit 68 347 Teilnehmern um 34 %–37 %.[149] [150]

Rauchen vermindert auch die B-Vitamine. Wahrscheinlich deshalb senkte eine hohe Folatzufuhr in Studien das Lungenkrebsrisiko bei Rauchern um 47 %, und zwar über Reparatur-Mechanismen an der Erbmasse, für die Folat zuständig ist.[151]

500 mg –1000 mg Vitamin C und eine Multivitamintablette mit allen B-Vitaminen sollten bei Rauchern zum Grundprogramm gehören.

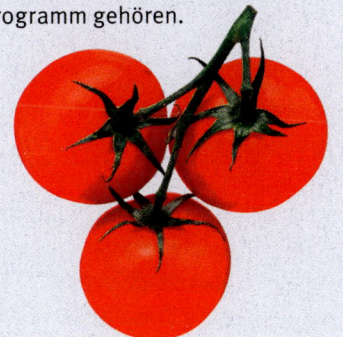

135

Arterienwänden festklebt. Das führt zu einem 8-mal höheren Risiko für Herz-Kreislauf-Erkrankungen bei Rauchern.

Passivraucher atmen einen Teil der schadstoffhaltigen Moleküle in der rauchverpesteten Luft ein. Dadurch wird Vitamin C, wie neuere Studien zeigen, ebenfalls in größeren Mengen aufgebraucht.Damit lässt sich auch die höhere Krebsrate von Passivrauchern erklären.

Der Fall Beta-Carotin
Raucher sollten erst einmal kein synthetisches Beta-Carotin einnehmen. Zwei Studien zu Beta-Carotin erhöhten das Krebsrisiko, wurden aber von der Sensationspresse vollkommen falsch dargestellt. Bei ehemaligen Rauchern senkte Beta-Carotin das Krebsrisiko um 20%! Bei Rauchern, die zusätzlich Alkohol tranken, stieg das Krebsrisiko dagegen unter Beta-Carotin an. Bei Alkohol geht aber das Lungenkrebsrisiko hoch. Andere wichtige Studien wie die

Harvard-Studien mit 22 000 Teilnehmern über 12 Jahren weisen dagegen überzeugend keinen Risikoanstieg für Raucher nach.[152]

Beta-Carotin steigert bei Nichtrauchern übrigens auf keinen Fall das Krebsrisiko! Über 100 Studien wiesen eine Senkung des Krebsrisikos bei hohen Beta-Carotin-Werten nach. Aber: Obst und Gemüse sind wesentlich potenter, da außer dem Beta-Carotin ein ganzes Netzwerk von antioxidativen Pflanzenstoffen die Zellen verteidigt.

Wie entsorgen Spurenelemente Zigaretten-Schadstoffe?
Auch der Bedarf an Spurenelementen wie Zink und Selen zur Entsorgung verschiedener Schwermetalle und anderer Schadstoffe aus dem Zigarettenrauch ist bei Rauchern erhöht. Er sollte daher gedeckt werden. Es erstaunt kaum, dass Raucher doppelt so hohe Cadmiumwerte wie Nichtraucher haben. Bei einer ausreichenden Zinkversorgung wird Cadmium aus dem Körper entsorgt.

Alkohol verbraucht Mikronährstoffe

Warum sind Alkoholkonsumenten stark herzinfarktgefährdet?
Sie trinken abends gern ein Gläschen Wein? Bis zu 2 Gläser Wein senken das Risiko für Herz-Kreislauf-Erkrankun-

gen, da Alkohol ähnlich wie Aspirin das Blut verdünnt. Auf der anderen Seite steigt aber durch Alkohol die Häufigkeit verschiedener Krebserkrankungen, vor allem Brust-, Darm-, Leberkrebs und Krebs der oberen Verdauungsorgane. Alkohol blockiert unter anderem die Aufnahme und den Stoffwechsel der Folsäure und von Vitamin B_1, B_6. Es kommt deswegen zu einem Mangel. Die B-Vitamine sind zum Beispiel an der Reparatur von geschädigter Erbsoftware (DNA) beteiligt. Und hier die Zahlen, wie immer in einer kurzen Übersicht, um Sie zu überzeugen, zumindest B-Vitamine zusätzlich zu nehmen, wenn Sie regelmäßig Ihren Schoppen trinken. Brust- und Darmkrebs machen 44 % der Krebsneudiagnosen bei Frauen aus. Bei Männern stellt Darmkrebs ein Viertel der Krebsneudiagnosen dar.

Vitamin B_1 für einen klaren Kopf

Um Alkohol abzubauen, werden aber auch andere Mikronährstoffe verbraucht. Dadurch steigt Ihr persönlicher Bedarf noch erheblich an. Vitamin B_1 wird für den biochemischen Abbau von Alkohol benötigt. Der Vitamin-B_1-Mangel nach einer durchzechten Nacht zeigt sich meist in einem leichten Gedächtnisausfall. Sie können sich nicht mehr an alles erinnern. Das liegt daran, dass Vitamin B_1 zusammen mit Acetylcholin daran beteiligt ist, Informationen ins Gedächtnis zu schreiben. Wird nun das gesamte Vitamin B_1 durch den Alkoholabbau blockiert, funktioniert diese Informationsabspeicherung vorübergehend nicht mehr korrekt.

B-Vitamine senken das Krebsrisiko erheblich bei Alkoholkonsum

Studienteilnehmer	Zeitraum	Ergebnis
32 826 Frauen	13 Jahre	↓ 89 % niedrigeres Risiko für Brustkrebs bei Frauen, die täglich Alkohol trinken, bei einer hohen Folsäurezufuhr[153]
61 433 Frauen	15 Jahre	↓ 72 % niedrigeres Risiko für Darmkrebs bei Frauen, die täglich Alkohol trinken mit der höchsten Vitamin-B_6-Zufuhr[154]
47 931 Männer	6 Jahre	↓ dreifaches Risiko für Darmkrebs bei Männern, die täglich Alkohol trinken. Keine Risikoerhöhung bei Männern, die täglich Alkohol trinken, aber die höchste Folsäurezufuhr hatten.[155]

Die Anti-Baby-Pille verhindert mehr als den Eisprung

Die Pille vermindert die Aufnahme von folgenden Vitaminen: B_1, B_2, B_6, Folat, B_{12} und E.[156] Auch die Resorption von

> Die Weltgesundheitsorganisation empfiehlt Frauen, die mit der Pille verhüten dringend, zusätzlich Folsäure einzunehmen.

Zink und Magnesium wird behindert[157]. Da das Auffüllen der Folatspeicher einige Monate dauert, kommt es wegen Folatmangels oft zu Fehlbildungen bei Schwangerschaften.

In den USA gilt es als ärztlicher Kunstfehler, wenn mit der Pille nicht auch gleichzeitig Folsäure verschrieben wird.

Sonnenanbeter brauchen Beta-Carotin

Eine vermehrte UV-Bestrahlung über einen längeren Zeitraum führt zu einer erhöhten Belastung der Haut durch freie Radikale und dadurch zu einem deutlichen Abfall des Radikalenfängers Beta-Carotin im Blut, das aufgebraucht wird.[158] Der Abfall der Beta-Carotin-Werte läuft dabei parallel zu der Dauer der Sonnenbestrahlung.

> Bei häufigem Sonnenbaden und im Urlaub sollte zum Schutz der Haut Beta-Carotin zugeführt werden. Beta-Carotin wird vor allem im Hautgewebe eingelagert.

Fit im dritten Lebensabschnitt

Ältere Menschen nehmen weniger Vitamine auf. Ursachen hierfür sind eine verringerte Nahrungsaufnahme und die mangelhafte Aufspaltung der Nahrung durch die verminderte Produktion von Verdauungsenzymen. Auch Nahrungsbestandteile im Darm werden viel schlechter absorbiert.

Dritter Lebensabschnitt und Immunsystem

Wie unterscheiden sich die Vitamin-Blutwerte bei gesunden und kranken Senioren?

Die Bethanien-Studie zeigt, wie stark sich ein Vitaminmangel auf die Ge-

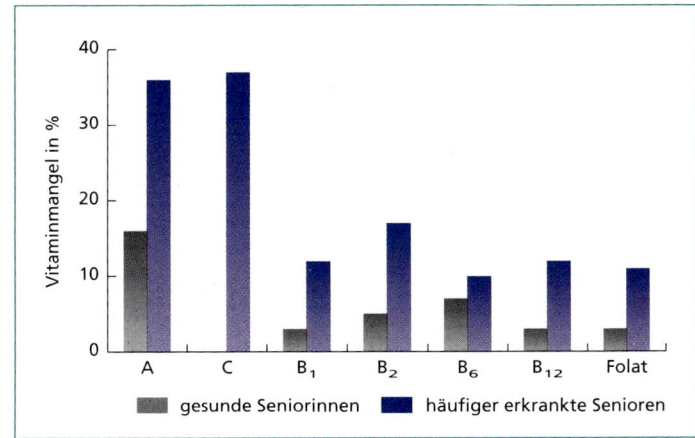

Vitamine unterstützen das Immunsystem. Senioren mit niedrigeren Vitaminblutwerten werden häufiger krank.

sundheit auswirkt. Hier wurde der Vitaminstatus von 50 gesunden 75-jährigen Frauen (graue Säulen) mit dem von 300 kranken Seniorinnen (blaue Säulen) verglichen (siehe Abbildung). Das Ergebnis: Vitaminmangel und eine verminderte Schlagkraft des Immunsystems (Krankheit) sind gekoppelt.

Auf Seite 71 wurde bereits ausgeführt, wie sehr zusätzlich zugeführte Vitamine die Immunkompetenz bei älteren Menschen verbessern und dadurch die Infektionshäufigkeit verringern.

Dritter Lebensabschnitt und geistige Leistungsfähigkeit

Wie erhöhen Sie Ihre geistige Leistungsfähigkeit im Alter?
Die Bethanien-Studie und andere Untersuchungen[159] zeigen auch, wie sehr die geistige Leistungsfähigkeit von einer optimalen Mikronährstoffversorgung abhängt. Eine verringerte geistige Leistungsfähigkeit ist wesentlich häufiger bei Vitaminmangel (graue Säulen, siehe Abbildung) festzustellen. Statt sich über eine langsamere geistige Aufnahmefähigkeit zu ärgern, sollten Sie lieber öfter Mikronährstoffe der B-Vitamin-Gruppe »nachtanken«.

Depressionen bei Älteren
Ältere Menschen werden nicht selten als psychisch auffällig, depressiv oder angeblich senil unnötigerweise in Heime eingewiesen. Oft beruht die schlechte psychische Verfassung auf einem Mikronährstoffmangel und kann durch die gezielte zusätzliche Einnahme von Mikronährstoffen behoben werden. Stattdessen werden viel zu schnell Psychopharmaka eingesetzt,

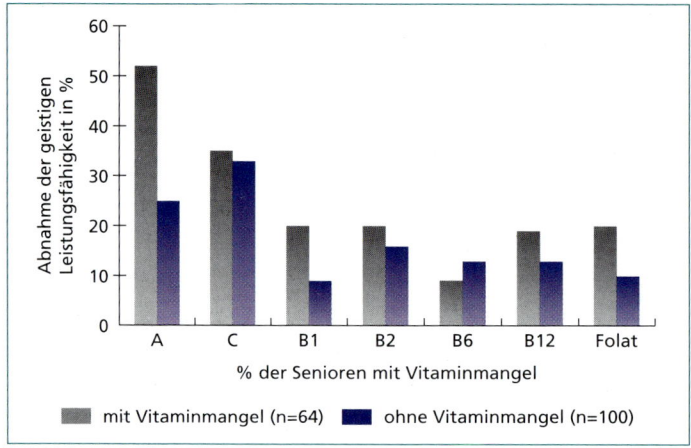

Senioren mit und ohne Vitaminmangel. Mikronährstoffe halten den Gehirnstoffwechsel fit. Die geistige Leistungsfähigkeit nimmt bei Senioren mit guter Vitaminversorgung weniger ab (blaue Säulen).

die zusätzlich Mikronährstoffe blockieren und die eigentliche Ursache nicht beheben. Häufige Depressionen und eine verminderte geistige Leistungsfähigkeit sind eng an die Verfügbarkeit von Vitamin B_{12} und Folat gekoppelt.

Vitamin B_{12} für Immunsystem, Nerven und Blut

Ältere Menschen haben häufig einen Vitamin-B_{12}-Mangel[160], junge fast nie. Um dem entgegenzuwirken, d.h. um die mangelhafte Funktion des Transportproteins (Intrinsic Factor) auszugleichen, wird Vitamin B_{12} so hoch dosiert, dass ein kleiner, aber ausreichender Teil auch passiv durch den Darm in die Blutbahn kommt. Mit 500 µg bis 1 000 µg Vitamin B_{12} täglich als Vitaminpille kann bei Älteren so ein Vitamin-B_{12}-Mangel ausgeglichen werden. Es gibt überhaupt nur ein Produkt auf dem deutschen Markt von der Firma Ankermann, das 1 000 µg enthält. Ich nenne es nur deshalb, da Apotheker sonst oft vergebens im Computer suchen. Alle anderen Produkte sind

Depressive haben häufig Vitamin-B_{12}-Mangel	
700 Frauen über 65 Jahren	↑ doppelt so hohes Risiko für Depressionen bei Frauen mit niedrigsten Vitamin-B_{12}-Blutwerten[161]
694 Teilnehmer, durchschnittlich 72 Jahre. Fallkontrollstudie: Teilnehmer mit Depressionen verglichen mit Teilnehmern ohne Depressionen	↑ 70 % höheres Risiko für Depressionen bei Teilnehmern mit niedrigen Vitamin-B_{12}-Blutwerten[162]

zu niedrig dosiert, um den schlecht funktionierenden Transportmechanismus auszugleichen. Übrigens: Hochdosierte Vitaminpillen funktionieren nach neueren Studien genauso gut wie Depotinjektionen beim Arzt. 91 % der Ärzte glauben aber immer noch, dass Injektionen besser sind, dabei ist dafür jedes Mal ein aufwendiger Besuch beim Arzt notwendig.

Das Vitalstoffprogramm für ältere Menschen

Bei älteren Menschen wirkt sich Vitaminmangel besonders gravierend aus, da Infekte durch Immunschwäche, Knochenbrüche, Blutarmut und Abnahme der geistigen Leistungsfähigkeit schnell zu einem Verlust der Selbstständigkeit und der Lebensqualität führen können. Durch die schlechtere

---

FAKTEN

Das Vitalstoffprogramm für ältere Menschen

Angaben zur täglichen Einnahme:

- 400–800 IE Vitamin D zum Knochenschutz und zur Risikosenkung von Krebs.
- 1 000 µg Vitamin B_{12} für geistige Leistungsfähigkeit, Immunsystem und Blutbildung.
- Ein höher dosiertes Multivitaminpräparat, das 400 µg Folsäure enthält, gegen Blutarmut und zum Schutz vor Schäden an Blutbahnen und Gehirn.
- 200 µg Vitamin E gegen Herz-Kreislauf-Erkrankungen.
- 1 000 mg Vitamin C für das Immunsystem, zum Schutz der Augen, des Gehirns und der Blutbahnen.
- 1 000 mg Kalzium (Brausetablette) für die Knochen.
- 350 mg Magnesium. Nicht zusammen mit Kalzium einnehmen! Magnesium am besten Abends, es sorgt für einen guten Schlaf.

- 70–200 mcg Selen als Krebsschutz.
- 5 x am Tag Obst und Gemüse.
- 100 % reine Gemüsesäfte frisch oder aus der Flasche für zusätzliche antioxidative Pflanzenstoffe. Bitte auf möglichst niedrigen Salzgehalt (Natrium) bei Fertigprodukten achten.

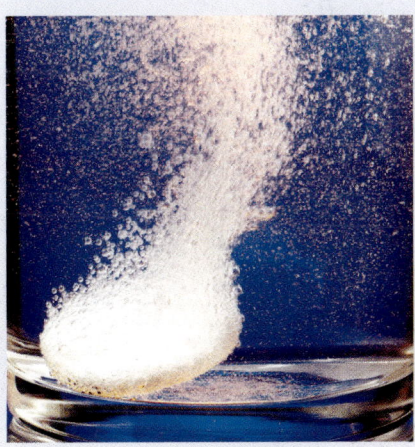

Ausbeute aus der Nahrung werden insgesamt weniger Vitamine aufgenommen und es kommt zu schwerem Vitaminmangel. Das Essensbudget von Altenheimen beträgt oft nur 5 bis 6 Euro pro Tag pro Person. In Altenheimen ist die Vitaminversorgung daher oft besonders katastrophal. 80 % erhalten dort aus den Großküchen noch nicht einmal die von der DGE geforderte Minimalzufuhr. Ältere Menschen werden dadurch infektanfälliger. Die nachfolgenden Vitalstoffe brauchen ältere Menschen am nötigsten. Ich habe sie als Vitalstoffprogramm zusammengefasst. Falls Ihre Eltern sich nicht mehr selbst versorgen, sollten Sie Ihnen Vitalstoffe als Abo zu Weihnachten schenken.

10 Millionen Diabetiker brauchen mehr Mikronährstoffe

2010 wird es 10 Millionen Diabetiker in Deutschland geben. 37 Mrd. Euro werden sie die Krankenkassen jährlich kosten. Jeder Dritte im Alter bekommt Diabetes. Es ist die dritthäufigste Todesursache in Deutschland. Der nicht erbliche Diabetes Typ 2 ist in 95 % der Fälle »angefressen«. Übergewicht ist die Hauptursache für Diabetes. Senkt man das Gewicht, verbessert sich in den Anfangsstadien sofort die Zuckerkontrolle und zusätzlich fällt der Blutdruck und die Blutfette. Die beste Diabetes-Prävention ist es also, schlank zu bleiben oder Übergewicht abzubauen. Das ist die ganz einfache und grausame Wahrheit in einem Land, in dem jeder Zweite übergewichtig ist.

Vorbeugung durch Vitamine?
Zwar vermindert Vitamin D das Diabetesrisiko um 33 %, gezeigt in Studien mit 83 779 Frauen.[163] Wen wundert es an dieser Stelle, dass ein Mangel an Vitamin D eben auch hier risikoerhöhend wirkt. Mehr Magnesium senkte in 4 Studien mit über 147 000 Teilnehmern das Risiko um circa 30 %.[164, 165, 166, 167] All dies ist überzeugend, lenkt aber vom eigentlichen Problem ab: Immer mehr Menschen fressen sich zu Tode! Übergewicht verursacht inzwischen jeden dritten ausgegebenen Euro im Gesundheitssystem.

Gefäßschäden – das Hauptproblem
Antioxidanzien können zumindest helfen, die Folgeschäden des Diabetes zu vermindern. Das Problem bei Diabetes: Der Zucker in der Blutbahn kann durch eine starke Insulinresistenz nicht mehr in die Zellen gepackt werden. Der »un-

verpackt« bleibende Zucker, der sich unter dem Einfluss freier Radikale mit Eiweiß verbindet (Glykolisierung), greift dann Ihr Transportsystem an – die großen und kleinen Blutgefäße. Ein zusätzlicher, damit einhergehender hoher Blutdruck, den Dreiviertel aller Diabetiker haben, schädigt nun diese Gefäße durch Druck zusätzlich bis zum Zerbersten. Von diesen Gefäßschäden sind die feinsten Versorgungsgefäße der Augen, Nieren, Füße, Nerven und des Herzens betroffen. Die traurigen Folgen dieser diabetesbedingten Gefäßschäden in Deutschland pro Jahr: 6000 Erblindungen, 20000 Dialysepatienten wegen Nierenversagens, 27000 Amputationen, unerträgliche Nervenschmerzen (diabetische Neuropathie), 44000 Schlaganfälle und 27000 Herzinfarkte.

Gefäßschäden durch Antioxidanzien vermindern

Die im Blut kreisenden Zuckermoleküle, die mit Eiweißen reagieren und dann die Gefäßwände durch Einlagerungen verdicken, führen zu Schädigungen an verschiedenen Organen. Vitamin C kann diese Zucker-Eiweiß-Reaktion um 33% vermindern.[168, 169] Dadurch nehmen die Gefäßschäden ab. Zusätzlich schützt Vitamin C die Augen, die besonders häufig von Schädigungen der Blutgefäße betroffen sind. Diabetiker produzieren wesentlich mehr freie

---

GUT ZU WISSEN

Diabetiker brauchen mehr Mikronährstoffe

Diabetiker haben eine erhöhte Produktion von freien Radikalen. Schützen Sie Ihre Blutbahnen vor oxidierten Fetten mit 100 mg bis 400 mg Vitamin E und 400 mg Vitamin C täglich. Antioxidanzien aus Obst und Gemüse wie Lutein und Zeaxanthin schützen die Augen. Hochdosierte B-Vitamine senken das Risiko für Herz-Kreislauf-Erkrankungen und beugen zusätzlich Nervenschmerzen vor. Senken Sie vor allem den zu hohen Blutdruck mit Kalium und Magnesium aus viel Obst und Gemüse.

Radikale als andere Menschen und bekommen dadurch wesentlich häufiger Freie-Radikale-Erkrankungen. Das Risiko für Herz-Kreislauf-Erkrankungen liegt beispielsweise fünfmal höher. Bei Rauchern mit Diabetes steigt das Risiko sogar auf das 20-fache! Das liegt an den zusätzlichen freien Radikalen aus dem Zigarettenrauch.

Testen Sie die Zerstörung durch freie Radikale

Viele Diabetiker glauben nicht, dass Sie besonders durch freie Radikale betroffen sind und einen erhöhten Bedarf an Antioxidanzien haben. Die überzeugendste Beweisführung ist dann die

Messung der Zellschädigungen durch freie Radikale mit dem MDA-Test (siehe Seite 28). Je höher die Zahl der durch freie Radikale zerschossenen Zellmembranen, desto eindeutiger ist es, dass Sie einen höheren Bedarf an Antioxidanzien haben.

Immunsystem bei Diabetikern

Warum scheiden Diabetiker Mikronährstoffe aus?

Durch die allmählich versagenden Nieren von Diabetikern werden vor allem viele Mikronährstoffe zu schnell ausgeschieden oder nicht zurückgehalten. Das führt zu Mangelerscheinungen, die das Immunsystem belasten. Interessant ist folgende placebokontrollierte Studie: Die eine Gruppe bekam ein Multivitamin-/Multimineralpräparat, die andere ein Placebopräparat. Bei den Diabetikern, die das Vitamin-Mineral-Präparat einnahmen, sank dadurch das Infektrisiko innerhalb eines Jahres um 82%.[170]

Freizeitsportler brauchen mehr

Warum entstehen beim Sport freie Radikale?

Ausdauersport führt zu einem 30-fach erhöhten Sauerstoffumsatz. Überall dort, wo Sauerstoff verbraucht, verbrannt oder transportiert wird, entstehen freie Radikale. Werden diese nicht ausreichend durch antioxidative Vitamine gebunden, besteht die Gefahr der Schädigung von Muskelzellen und Zellmembranen. Diese vorübergehenden Strukturschäden an den Zellmembranen und an der Erbmasse in den Zellen wurden in verschiedenen Testverfahren nachgewiesen.[171] Die Schäden werden vom Körper meist innerhalb weniger Tage repariert.

Da antioxidative Vitamine die Schäden durch freie Radikale erheblich vermindern können,[172] verkürzt sich dadurch die Regenerationsphase nach dem Sport erheblich.

Auf Diät: Vitaminmangel ist vorprogrammiert

Warum bekommen Sie weniger Mikronährstoffe, wenn Sie Diät halten?

Viele, insbesondere jüngere Frauen leiden aufgrund ihres Diätwahns an Vitaminmangel. Durch die geringere Zufuhr von Kalorien werden natürlich auch insgesamt weniger Mikronährstoffe zugeführt. Dieser

Mikronährstoffmangel schwächt das Immunsystem, verringert die Leistungsfähigkeit und führt zu emotionaler Labilität und zu Depressionen wegen fehlender Mikronährstoffe für die Nerven.

Frauen auf Diät leiden häufiger an Schmerzen und Stimmungsumschwüngen vor der Regel (prämenstruelles Syndrom, PMS). Diese konnten mit Magnesium und Vitamin B_6 in Studien deutlich verbessert werden. Den Folatmangel bei 99 % der Frauen im gebärfähigen Alter und seine schrecklichen Folgen habe ich an anderer Stelle in diesem Buch bereits ausführlich dargestellt (Seite 116). Die Auswirkungen verschärfen sich noch einmal dramatisch bei einer Diät. Bei einer ungeplanten Schwangerschaft während der Diät ist ein solcher Mangel nicht mehr kurzfristig auszugleichen und es kann zu Fehlbildungen des Kindes kommen.

Genetische Faktoren – Ihre biochemische Individualität

Was hat das Genmaterial mit dem Vitaminbedarf zu tun?

Je nach Ihren genetischen Anlagen variiert der Mikronährstoffbedarf enorm. Man nennt dies auch »biochemische Individualität«, weil der Stoffwechsel verschiedener Menschen sich ganz erheblich unterscheidet. Zwei Beispiele:

▮ Schon 1967 wurde im Tierversuch genau nachgewiesen, dass der zur Verhinderung von Skorbut nötige Vitamin-C-Bedarf um das 8-fache schwanken kann![173] Auf den Menschen bezogen bedeutet das: Der Vitamin-C-Bedarf kann aus rein genetischen Gründen – je nach individuellem Stoffwechsel – zwischen 75 und 400 mg täglich betragen.

▮ Auch bestimmte genetische Defekte können dafür sorgen, dass ein erheblich höherer Bedarf an

GUT ZU WISSEN

Testen Sie Ihren persönlichen Bedarf

Die staatlichen Zufuhrempfehlungen berücksichtigen nicht die biochemische Individualität und die genetischen Unterschiede. Mit verschiedenen Bluttests bekommen Sie Klarheit!! Wenn bei einem MDA-Bluttest beispielsweise herauskommt, dass Sie durchschossene Zellmembranen (Antioxidanzienmangel) haben, oder dass Sie zu hohe Homocysteinwerte (B-Vitaminmangel) aufweisen, oder dass Sie im unteren Drittel des Normwertes für andere Mikronährstoffe liegen, sollten Sie handeln, auch wenn Sie die Minimalzufuhrempfehlungen vielleicht erfüllen.

bestimmten Mikronährstoffen entsteht. Zum Beispiel haben 18 % der französischen Bevölkerung einen bestimmten genetischen Schaden (HLA-B35-Defekt)[174], der dafür sorgt, dass Magnesium schlechter in den Zellen gehalten werden kann. Magnesium spielt bei Hunderten von Stoffwechselprozessen jedoch eine entscheidende Rolle.

Menschen mit hohen Blutfett-Werten

Viele Gesunde haben schon in jungen Jahren zu hohe Blutfett-Werte. Obwohl auch hohe Blutfette langfristig einen Risikofaktor darstellen, möchten viele Menschen sie aber nicht mit Medikamenten senken. Senken Sie die Blutfette dann zumindest mit Vitamin B_3 (Nicotinsäure).

Eine Studie mit Vitamin B_3 an 8 341 Patienten zeigte, dass dieses Vitamin als einzige Substanz Triglyceride um 52 %, und Cholesterin um 22 % senkte. Auch das Lipoprotein A, ein weiterer unabhängiger Faktor bei der Entstehung von Herz-Kreislauf-Erkrankungen, konnte damit verringert werden.[175] Die Langzeitauswertung der Studie nach 15 Jahren ergab eine um 11 % verringerte Sterblichkeit bei Einsatz von Vitamin B_3 gegenüber der Behandlung mit anderen Blutfettsenkern.[176]

Das staatliche National Institute of Health (NIH) in den USA hat im nationalen »Cholesterol Lowering Programm 1997« Vitamin B_3 als eine von drei effektiven Methoden genannt, Blutfette zu senken.[177] Das NIH ist hoch angesehen und würde sich für die Behandlung der Todesursache Nr. 1 in den USA keine fehlerhafte Therapie leisten können. Das NIH nimmt das Studienergebnis folglich sehr ernst.

Interessant ist eine Analyse, welche Studien zur Cholesterinsenkung am häufigsten zitiert werden: Cholesterinsenker, die mit einem Patent versehen sind, werden in der Literatur 8-mal häufiger zitiert als das nichtpatentierbare Vitamin B_3.[178] Patente bedeuten immer Geld für die Pharmafirmen. Die Pharmaindustrie versäumt es daher auch nicht, jedem Arzt und Journalisten immer wieder einzurichten, dass Vitamin B_3 nicht gut verträglich sei und man nach der Einnahme vorübergehende Hautrötungen bekäme. Falls Sie je Ihren Arzt zu Vitamin B_3 befragen, wird er Ihnen dies höchstwahrscheinlich als Erstes aufsagen. Gebetsmühlenhaft. Natürlich ist das komplett veraltet. Wenn Sie Vitamin B_3 an Inositol, ein anderes B-Vitamin, binden, kommt es nie zu Hautrötungen. Vitamin B_3 wird dann verträglicher sein als jeder andere Blutfettsenker auf dem Markt. Das einzige Vitamin-B_3-Präparat, das in Deutschland verschrieben werden kann, heißt Nicolip® (Henning Pharma).

Da Pharmafirmen kaum noch länger die positive Wirkung von Vitamin B_3 bestreiten konnten, kamen Produkte auf den Markt, die Statine – Blutfettsenker – mit Vitamin B_3 verbinden. Diese Kombinationsprodukte haben inzwischen in vielen Studien bewiesen, dass sie wesentlich besser auf die Blutfette wirken als Statine alleine![179, 180] Ob diese allerdings auch besser wirken als Vitamin B_3 alleine wurde nicht in Studien untersucht, aber – man beachte die Logik – in der Kombination ist das Produkt zumindest patentierbar.

Medikamente beeinflussen die Aufnahme von Mikronährstoffen

So manche Medikamenteneinnahme verbraucht im Körper vorhandene Mikronährstoffe, um abgebaut und verstoffwechselt zu werden. Außerdem können sie auch Mikronährstoffe blockieren oder ausschwemmen. So verzehnfacht zum Beispiel Aspirin die Ausschwemmung von Vitamin C aus dem Körper und behindert den Vitamin-C-Transport. Magensäurepuffer und bestimmte Antibiotika blockieren die Gruppe der wasserlöslichen B-Vitamine.

Medikamente, welche die Ausscheidung oder den Transport von Mikronährstoffen verändern. Dies ist eine extrem verkürzte Liste als beispielhaftes Anschauungsmaterial:

Medikament/Genussmittel	Vitamin/Mineral
Alkohol, Antibiotika, Magensäurepuffer	B_2
Alkohol, Magensäurepuffer, Kortikoide, Penicillin	B_6
Alkohol, Nikotin, Antibabypille, Medikamente zur Malariaprophylaxe, Antibiotika, Magensäurepuffer, Barbiturate	Folat
Antibiotika (durch die Zerstörung der Darmflora, die B_{12} bildet), Magenpuffer, Antihistaminika, Antidiabetika, Aspirin, Antibabypille	B_{12}
Nikotin, hohe Mengen Koffein, Aspirin, Antibiotika, Antibabypille	C
Magensäurepuffer, Aspirin	A
Antibiotika, Alkohol, Tetracyclin, Diuretika, Neuroleptika	Magnesium

Spezieller Fall: Chemotherapie

Braucht man mehr Mikronährstoffe bei einer Chemotherapie?

Viele Patienten interessieren sich intensiv für Ernährung und Vitamine, wenn sie erkrankt sind. Oft wird den Patienten aber gesagt, sie sollten keine zusätzlichen Antioxidanzien und Vitamine während der Chemotherapie einnehmen. Als Grund wird meistens genannt, dass die Chemotherapie nicht durch die Einnahme von Antioxidanzien beeinträchtigt werden soll. In der neuesten Überblicksanalyse über 19 klinische Studien[181] kommt man dagegen zu dem Schluss, dass keine der Studien eine Verringerung der Wirkung der Chemotherapeutika zeigte. Tatsächlich kam es in einigen Studien zu längeren Überlebenszeiten, zu weniger Nebenwirkungen und zu verbesserter Chemotherapiewirkung. Der Grund: Da Chemotherapeutika den Transport von Vitaminen im Körper behindern, kommt es zu vielen unnötigen Nebenwirkungen, die ganz ähnlich den klassischen Vitaminmangelsymptomen sind. Müdigkeit, Energielosigkeit, Kopfschmerzen, Stimmungsschwankungen Außerdem kommt es bei Chemotherapien zu sehr unangenehmen Nebenwirkungen, die wie zum Beispiel im Fall der Neuropathien – schmerzhaften Schädigungen der Nerven – durch Einnahme von B-Vitaminen vermindert werden können.

Selen verbessert die Wirkung von Chemotherapeutika

Prof. Beuth leitet das »Institut zur wissenschaftlichen Evaluation naturheilkundlicher Verfahren«. Sein Interesse gilt der Erforschung und Bewertung von komplementären Krebstherapien, die begleitend zu klassischen Chemo- und Strahlentherapien eingesetzt werden. In einem Interview, das ich kürzlich mit Prof. Beuth zum Thema Selen machte, führt er Folgendes aus: »Bis vor kurzem wurde der Einsatz von Antioxidanzien stets von Onkologen und Strahlentherapeuten in Abrede gestellt. Da hieß es dann: »Vorsicht mit Selen und anderen Antioxidanzien«, denn die Chemo- und Strahlentherapien beruhen auf oxidativen Effekten. Wenn zeitgleich antioxidative Substanzen verabreicht werden, »dann vermindert man den Effekt der Chemo- und Strahlentherapie«. Wir wissen heute sehr genau – auch auf molekularer Ebene – dass dies nicht der Fall ist. Das heißt: Wir können heute sicher sagen, dass Selen während der Chemo- und Strahlentherapie diese Therapie nicht blockiert, sondern ganz im Gegenteil deren Wirksamkeit verbessert.«

Das komplette Interview zu Selen und Krebs finden Sie in meinem Buch »Mineralien – das Erfolgsprogramm«.

Amalgam – Mikronährstoffe entsorgen Schadstoffe

Amalgam ist in aller Munde. 90 Millionen Amalgamfüllungen werden pro Jahr gelegt. Amalgamplombenträger sind hoch belastet mit dem toxischen Schwermetall Quecksilber. Die 1996 veröffentlichte Studie der Universität Tübingen belegt, dass 30 % aller Bundesbürger höhere Quecksilber-Konzentrationen im Speichel haben, als es die Grenzwerte der Weltgesundheitsorganisation (WHO) erlauben. In Schweden sind Amalgamfüllungen bereits gänzlich verboten.

Eine Person mit acht Amalgamfüllungen nimmt circa 10 mg Quecksilber pro Tag auf. Das Quecksilber wird in die Nieren und in das Gehirn eingelagert und sammelt sich auch im Zahnfleisch an. Die Quecksilberkonzentration steigt an mit der Größe der Füllungsfläche, der Anzahl der Plomben, dem Alter der Füllungen und dem Alter der Betroffenen. Denn Quecksilber braucht circa 18 Jahre, um aus dem Körper entsorgt zu werden. Je älter die Füllungen sind, desto mehr Quecksilber wird freigesetzt.

Mit einem Kaugummitest kann man feststellen, wie viel Quecksilber aus Ihrer Amalgam-Sondermülldeponie im Mund entweicht.

Für Labore, die einen Quecksilber-Kaugummi-Test durchführen siehe Anhang S. 169.

Die Folgen des Quecksilbers

Immunsystem:

Da sich Selen an Schwermetalle bindet und diese neutralisiert, braucht Quecksilber die zur übrigen Entgiftung ebenso wichtigen Selenreserven auf. Amalgamträger haben daher einen erhöhten Selenbedarf. Bei Selenmangel können Schwermetalle nicht mehr aus dem Körper transportiert werden. Außerdem leidet das Immunsystem immens unter einem Selenmangel. Bei Quecksilberbelastung fällt daher die Zahl der natürlichen Killerzellen ab und die Schlagkraft der B- und T-Lymphozyten ist vermindert.[182]

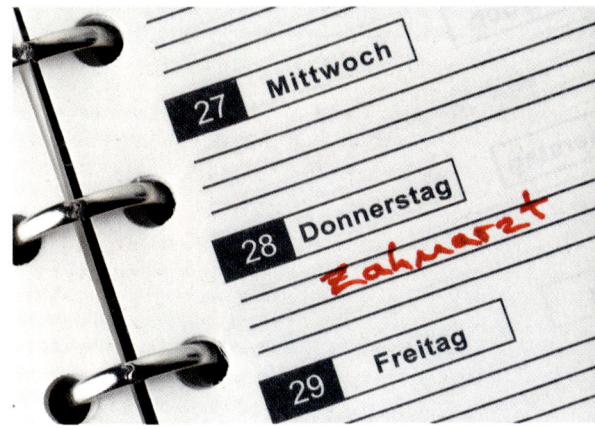

Fruchtbarkeit:

Quecksilber reichert sich in der Plazenta an. Frauen mit hoher Quecksilberbelastung haben häufig Zyklus- und Hormonstörungen.[183] Quecksilber konkurriert mit Zink im Körper. Zum Beispiel wird Zink dort, wo es in Enzyme eingebaut werden sollte, durch Quecksilber blockiert. Zink ist außerdem wichtig für die Synthese verschiedener Hormone und beim Mann beispielsweise für die Reifung und die Beweglichkeit der Spermien.[184] Niedrige Zinkwerte im Blut werden direkt mit niedrigen Spermienzahlen und niedrigem Testosteronspiegel in Verbindung gebracht. Verschiedene Studien zeigen, dass eine zusätzliche Einnahme von Zink zur Erhöhung der Spermienzahlen, Verbesserung der Testosteronproduktion und zu einer doppelt so hohen Schwangerschaftsrate bei langjährig unerfülltem Kinderwunsch führt.[185] Der durch Quecksilber hervorgerufene Zinkmangel ist häufig für den unerfüllten Kinderwunsch verantwortlich, unter dem heute 15 % der jungen Paare leiden.

Neurodegenerative Erkrankungen:

Menschen, die unter Alzheimer-Krankheit, multipler Sklerose und Parkinson-Krankheit leiden, haben häufig zu niedrige Selenwerte und zu hohe Quecksilberwerte im Gehirn. Bei Selenmangel sammelt sich im Gehirn Quecksilber an.[186, 187, 188]

Erhöhter Mikronährstoffbedarf durch Amalgam

Wenn Sie Amalgamplomben haben, brauchen Sie mehr Mikronährstoffe, denn Quecksilber produziert freie Radikale. Dadurch entsteht ein erhöhter Bedarf an Vitamin C, Vitamin E und pflanzlichen Antioxidanzien. Außerdem besteht ein erheblich erhöhter Zink- und Selenbedarf.

Tipp

> Bis zur endgültigen Entsorgung Ihres zahntechnischen »Sondermülls« sollten Sie auf jeden Fall die Quecksilberbindung und -entsorgung mit 200 µg Selen pro Tag ermöglichen.

Amalgam-Entfernung

Bei der Amalgamentfernung gelangt besonders viel Quecksilber in den Körper und wird dort für 15 bis 20 Jahre deponiert. Dies ist auch der Grund für die erhöhte Krebsrate bei Zahnärzten, die quecksilberhaltige Dämpfe über Jahre hinweg eingeatmet haben. Auf gar keinen Fall sollten Sie sich Amalgamfüllungen während einer Schwangerschaft entfernen lassen!

Die Quecksilberbelastung kann durch Selen und DMPS, einer Substanz, die Quecksilber bindet, vermindert werden. Das Quecksilber kann so über die Niere ausgeschieden werden und reichert sich nicht im Körper an.

Lassen Sie sich nur von einem Experten unter dem gleichzeitigen Einsatz von Schwermetall bindenden Spurenelementen Ihre Füllungen entfernen. Zur Ausleitung von Schwermetallen bei der Sanierung und Entsorgung der Plomben empfiehlt es sich, eine Woche vorher und bis zu zwei Wochen nach dem Zahnarzttermin 400 µg Selen, 40 mg Zink und 1 500 mg Vitamin C täglich einzunehmen. Vitamin C aktiviert die Ausscheidung von Quecksilber. Fragen Sie Ihren Apotheker nach speziellen Produkten. Zwei Wochen nach der Entfernung sollten Sie die Dosierung der Spurenelemente wieder verringern: Selen nicht höher als 200 µg und Zink nicht mehr als 15 mg pro Tag.

Schadstoffbelastung

Die Belastung durch Umweltgifte hat im 20. Jahrhundert so enorm zugenommen, dass wir der Folgen der Belastungen kaum noch Herr werden. Das zeigt sich in den wachsenden Giftablagerungen in Wasser, Boden, Luft, in Lebensmitteln, in der Tier- und Pflanzenwelt. Schadstoffe machen an der Haus- oder Bürotür nicht halt. Je nach Lebens- und Arbeitsweise fristen wir unser Dasein zwischen ausgasenden Möbeln und Teppichböden, miefenden Klebern und Baumaterialien, ausdünstenden PCs und Kopierern sowie im Qualm von Zigaretten und Co. Mikronährstoffe können im begrenzten Maße verschiedene Schadstoffe zumindest binden und die Ausscheidung fördern.

Schadstoffbelastung der Umwelt
In den letzten 20 Jahren hat sich die Zahl der chemischen Verbindungen in der Umwelt von 2 auf 7 Millionen erhöht! Die Schadstoffbelastung von Boden, Wasser und Luft steigt. Damit steigt auch die Speicherung von Schadstoffen in Gehirn und Fettgewebe, in denen chemische Verbindungen bis zu 20 Jahre deponiert werden können. Besonders Schwermetalle belasten den Organismus, da sie sich an bestimmte Eiweißkörper und Enzyme binden und deren Funktion dadurch beeinträchtigen. Die Schwermetalle werden in verschiedenen Organen gespeichert und reichern sich dort an. Wir nehmen heute täglich 200 bis 300 µg Blei und 25 bis 30 µg Cadmium auf. Schon der geringe Anstieg von 10 µg/dl Blei im Blut von Kindern bewirkt eine Abnahme von bis zu 5 Punkten im IQ-Test.[189] Die Werte von Quecksilber im Gehirn von Alzheimer- und Parkinson-Patienten sind wesentlich erhöht.

Auch durch anscheinend harmlose Lebensmittelverpackungen wie Getränke- und Konservendosen reichern sich in unserem Körper Metalle an, die dort nicht hingehören. Aluminium wird zum Beispiel im Gehirn gespeichert und ist einer der an der Entstehung der Alzheimer-Krankheit beteiligten Faktoren.

Vor allem im Haushalt oder im Büro sind hohe Schadstoffkonzentrationen zu finden. 50 000 Gebrauchschemikalien und 3 000 Konservierungsstoffe kommen im Haus zum Einsatz.

Schadstoffbelastung im Haus

Bei Umweltbelastung denken die meisten Menschen an Industrieanlagen und Autoabgase. Wir verbringen aber 80 % unserer Zeit in geschlossenen Räumen. Nur einige Beispiele für Schadstoffbelastungen im Büro:

▌ Computer: bromierte Dibenzofurane als Flammschutz.
▌ Drucker: Benzol, Styrole, Nitroarene, Nitropyrene, Trinitroflurorenon.
▌ Kopierer: Toner-Rußpartikel, Ozon.
▌ Lack- und Filzschreiber, Kleber: Lösungsmittel, aromatische Verbindungen, Styrole, Xylole, Toluole, Ethylacetat.

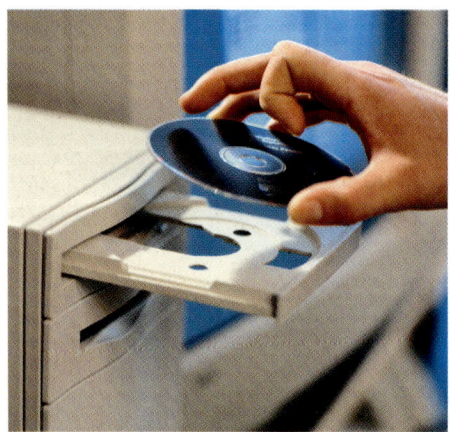

▌ Monitore: eine ständige Magnet- und hochionisierende Strahlenbelastung.
▌ Teppichböden: ausdampfende Insektizide (Pyrethroide) und Pilzmittel.
▌ Holz: Fungizide, Insektizide, Lösungsmittel.
▌ Möbel und Leder: Formaldehyde und Carboxy-Gruppen.
▌ Wärmedämmstoffe: polychlorierte Biphenyle, Formaldehyd.
▌ Reinigungsmittel: Tenside, Phosphate, Formaldehyd, p-Dichlorbenzol etc.
▌ Textilien: Pestizide, Farbstoffe, Tetrachlorethylen und Schwermetalle, die über die Haut aufgenommen werden.
▌ Zigarettenrauch ist stärkster Raumluftverschmutzer.

In den USA nennt man die durch die Schadstoffbelastung in Räumen hervorgerufenen Krankheitserscheinungen inzwischen das »sick building syndrome«. Man geht davon aus, dass die Arbeitsleistung durch die Belastung um 10–20 % absinkt.

Menschen, die in Fabriken oder chemischen Reinigungen arbeiten, und die meisten handwerklichen Berufsgruppen, sind einer noch höheren Belastung ausgesetzt und entwickeln häufig eine »multichemische Sensitivität«.

Nachweis der Schadstoffbelastung

Das »sick building syndrome« und die »multichemische Sensitivität« sind keineswegs psychosomatische Krankheiten, sondern lassen sich im Labor messen. Mit Haarmineralanalysen und speziellen Bluttests können Sie feststellen, wie schadstoffbelastet Sie bereits sind. Auch die Zunahme der oxidativen Schäden an Zellmembranen und an der Erbsubstanz (siehe Seite 28) sind messbar.[190] Laboradressen für Schadstoffprofile finden Sie im Anhang, Seite 169. Analysen der Raumluft, des Hausstaubs und von bestimmten Materialien können krank machende Schadstoffe im Wohnbereich aufzeigen.

Schadstoffbelastung bei Allergikern und Asthmatikern

Viele Krankheiten wie Allergien, Asthma und Hauterkrankungen sind eng an die Schadstoffbelastung gekoppelt. So leiden 9 % der Schulkinder in Großstädten an Asthma, 20 % an Dermatitis und 15 % an Heuschnupfen. Die Zahl der erwachsenen Asthmatiker hat sich in

---

GUT ZU WISSEN

Vitamin C bei Allergien und Asthma

Asthmatiker und Allergiker haben zu niedrige Blutwerte für Vitamin C[191], das am Histaminabbau beteiligt ist. 2 000 mg bis 5 000 mg Vitamin C täglich konnten in Studien Histamin um 38 % vermindern. Sieben Studien zeigen eine Verminderung von Asthmaanfällen durch Vitamin C.[192] Kalzium kann die Histaminausschüttung zusätzlich drosseln. Die Kombination Kalzium + Vitamin C wirkt zum Beispiel bei Sonnenallergien, die inzwischen 15 % der jungen Frauen bekommen. Man sollte aber schon 1–2 Wochen vor dem Sonnenurlaub anfangen die Kalziumdepots zu füllen.

---

20 Jahren verdoppelt. 8 Millionen Asthmatiker leben in Deutschland.

Mitauslöser sind die Reaktionen eines durch Schadstoffe überaktiven Immunsystems.[193] Der körpereigene Immunbotenstoff Histamin ist für die allergischen Symptome verantwortlich. Dagegen können Medikamente – Anti-Histaminika – genommen werden. Diese machen aber müde.

Bindung von Schadstoffen durch Mineralien und Spurenelemente

Die unerwünschten Schwermetalle werden besonders leicht im Körper aufgenommen, wenn die Blutwerte für essenzielle Mineralstoffe und Spurenelemente niedrig sind. Entsprechend vermindert sich die Schwermetallaufnahme, wenn ausreichende Mengen an Kalzium, Kupfer, Eisen, Zink und Selen vorhanden sind. Bei einer hinreichenden Zinkversorgung wird Cadmium aus dem Körper ausgeschieden. Kalzium bindet Blei, sodass es eliminiert werden kann. Selen entsorgt Quecksilber, Aluminium, Cadmium und Blei.[194]

Schwermetalle und chemische Verbindungen produzieren eine Flut von freien Radikalen im Körper, die Antioxidanzien aufbrauchen. Die vielen chemischen Verbindungen, die vom Körper entsorgt werden müssen, führen daher messbar zu einem Abfall der antioxidativen Vitamine. Auch Zink und Selen, die zur Produktion der körpereigenen antioxidativen Enzyme benötigt werden, nehmen ab.

Bindung von Schadstoffen durch Vitamin C

Nitratverbindungen kommen über das Trinkwasser durch Düngemittel in unsere Nahrungskette. Wasserfilter können diese Nitrate zwar entfernen. Auch Lebensmittelzusätze wie E 250 bis E 252 (Nitritpökelsalz) und Zigarettenrauch tragen zu der Nitratbelastung bei. Raucher haben oft die 4-fache Ni-

Sie können Schadstoffen kaum entrinnen. Aber: Mineralien und Spurenelemente unterstützen die Entsorgung von Schadstoffen. Antioxidanzien senken zumindest die Belastung mit freien Radikalen.

tratmenge im Blut. 90 % der im Körper in Nitrosamine umgewandelten Nitratverbindungen sind Krebs auslösend.

Vitamin C verhindert diese Umwandlung von Nitraten in Krebs erregende Nitrosamine. Dies könnte eine Erklärung für die vor Krebs schützende Wirkung von Vitamin C bei hoher Schadstoffbelastung sein. Um die täglich aufgenommenen 60 bis 150 mg Nitrate wirkungsvoll zu entsorgen, wird also ein erheblicher Teil des Vitamin C aufgebraucht.

Vitamin C fördert auch die Ausscheidung von Quecksilber und Blei. So können die Bleiwerte von Rauchern durch die Gabe von Vitamin C um 80 % gesenkt werden.[195] In einer Studie an 4 213 Jugendlichen zeigte sich, dass die Jugendlichen mit den höchsten Vitamin-C-Blutwerten zu 89 % seltener erhöhte Blutbleiwerte aufwiesen.[196] Zur Entsorgung von Nitraten und Schwermetallen scheint es also heutzutage günstig zu sein, mehr Vitamin C aufzunehmen.

Fazit: 80 % der deutschen Bevölkerung gehören mehreren Risikogruppen an

Wenn Sie nicht rauchen, nicht trinken, keinen Sport treiben, nicht schwanger sind, weder die Pille nehmen noch Diät halten, wenn Sie weder über 65 (mit schlechter Absorption) noch unter 15 Jahre (im Wachstum) alt sind, wenn Sie keine chronischen Krankheiten haben, nicht unter Darmproblemen leiden, nie Medikamente nehmen, sich ökologisch vollwertig mit Rohkost direkt vom Feld ernähren, wenn Sie nie in Betriebskantinen essen oder auf Geschäftsreisen sind, wenn Sie in schadstofffreier Umgebung leben, im Haushalt nur mit Essig putzen und nie am Computer arbeiten, wenn Sie in stressfreier meditativer Ruhe leben, dann treffen die niedrigen DGE-Zufuhrwerte auf Sie zu. Ich gratuliere! Sie müssen auf einer idyllischen Insel im Pazifik wohnen. Dadurch werden die hochsensiblen Zellen und Organe vor Schadstoffen und freien Radikalen geschützt, und enzymatische Reparaturvorgänge können ausgeführt werden.

Im nächsten Teil des Buches finden Sie alle wesentlichen Informationen, wie hoch Sie Mikronährstoffe dosieren können, um Ihren komplexen Lebensumständen und Belastungen gerecht zu werden.

GUT ZU WISSEN

Sicherheitszufuhr statt Minimalzufuhr

Drei Viertel der Bürger dieses Landes befinden sich mehrfach im »Kleingedruckten« der DGE-Empfehlungen für einen erhöhten Bedarf. Neuere genetische Studien zeigen zusätzlich, dass der Vitaminbedarf stark zwischen verschiedenen Individuen schwankt. Eine bis aufs Milligramm genau ausgerechnete Zufuhrempfehlung ist daher vollkommen absurd. Diese »Sicherheitszufuhr« liegt circa um das 3- bis 5-fache höher als die Minimalzufuhr der DGE.

Eine optimale Mikronährstoffzufuhr zahlt sich für die Gesundheit mehrfach aus:

- Sie stellt sicher, dass alle Stoffwechselvorgänge optimal ablaufen.
- Sie sorgt dafür, dass das Immunsystem schlagkräftig ist.
- Sie gewährleistet, dass die Gewebespeicher ständig maximal gefüllt sind.

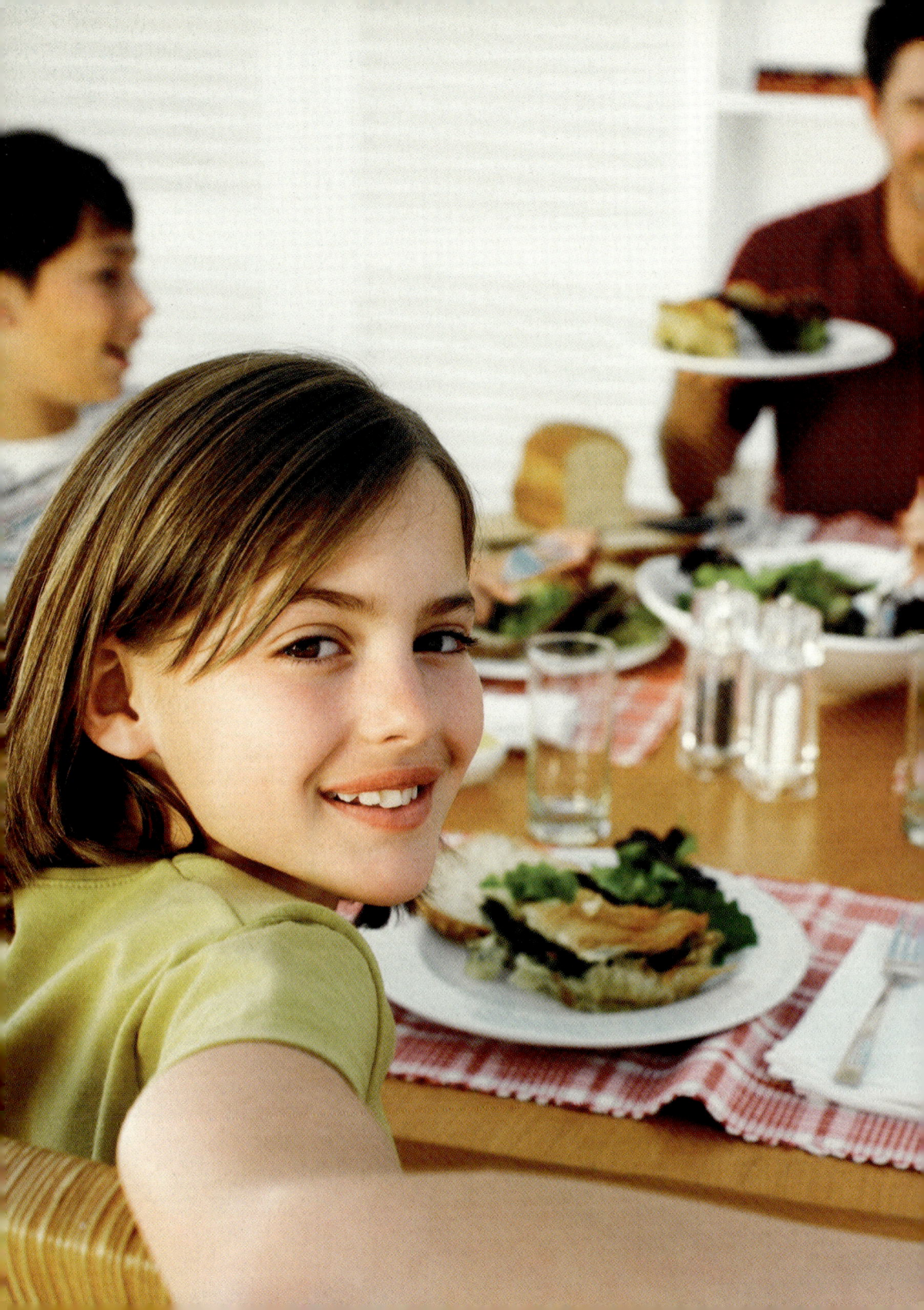

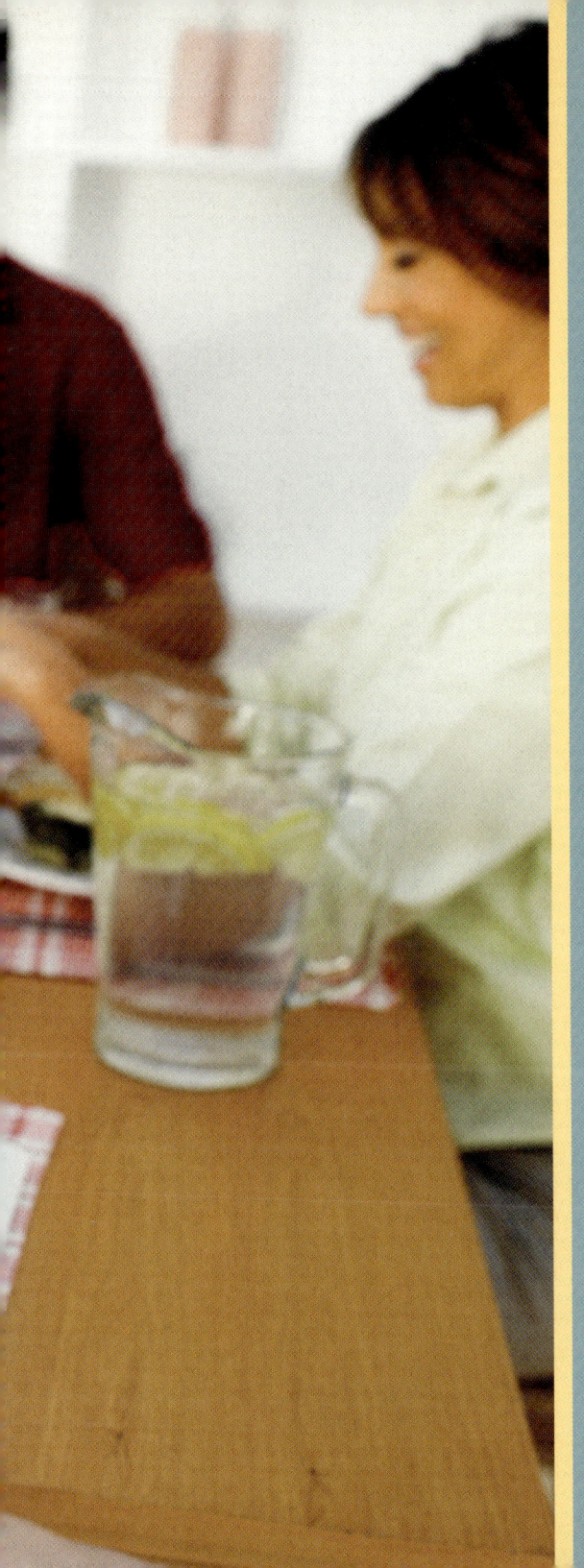

Ihr persönliches Mikronährstoffprogramm

Kann man Vitamine überdosieren? Wie sicher sind Vitamine? Warum können Spurenelemente überdosiert werden? Kann man Vitamine importieren? Warum dürfen im Beipackzettel keine gesundheitlichen Behauptungen gemacht werden? Gibt es eine Dosierungsempfehlung?

Wie dosieren Sie richtig?

Verbraucher interessieren natürlich die praktischen Aspekte der Dosierung und des Einkaufs am meisten. Gerade die Überdosierung wird in der Boulevardpresse gerne reißerisch be-

handelt. Wie sehen aber die Fakten aus, die in vielen Ländern bereits zu Gesetzesgrundlagen geworden sind und die demnächst in der EU einheitlich geregelt werden?

Fett- und wasserlösliche Vitamine

Zwei große Gruppen von Vitaminen werden unterschieden: die fett- und die wasserlöslichen. Zu der ersten Gruppe gehören zum Beispiel die Vitamine A und D, zur zweiten die B-Vitamine und Vitamin C.

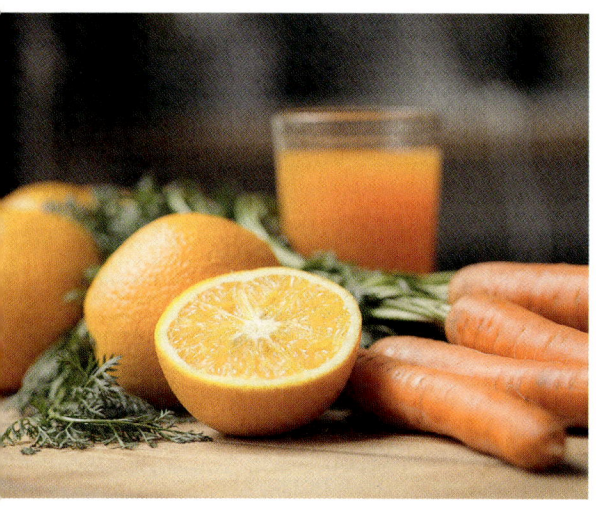

Mit Vollwerternährung bekommen Sie am besten viele Spurenelemente und Mineralien.

Warum können Sie fettlösliche Vitamine überdosieren? Und warum sind wasserlösliche Vitamine nur schwer überzudosieren?

Fettlösliche Vitamine können im Fett gespeichert werden und sich dort anreichern. Dadurch ist bei den Vitaminen A und D eine Überdosierung möglich. Ein Überschuss an wasserlöslichen Vitaminen wird dagegen schlicht ausgeschieden. Diese sind daher kaum überdosierbar.

▪ Selbst die DGE bestätigt: Bis zu 10 000 mg Vitamin C pro Tag können problemlos genommen werden. Die unverhältnismäßig niedrige DGE-Empfehlung ist dagegen 100 mg.

▪ Bei Vitamin B_1; wird die 10 000-fache Menge der DGE-Empfehlung ohne größere Nebenwirkungen vertragen.[197]

▪ Bei Vitamin D ist eine Überdosierung rein theoretisch möglich, da fettlösliche Vitamine gespeichert werden.

Tatsächlich ist aber der Vitamin-D-Mangel so groß, dass die amerikanische Regierung Milch mit Vitamin D anreichern lässt. 90% der Deutschen leiden unter Vitamin-D-Mangel. Ältere Menschen haben fast immer einen Vitamin-D-Mangel.

▪ Auch Vitamin A kann überdosiert werden, da es fettlöslich ist. Da Beta-Carotin vom Körper bei Bedarf in Vitamin A umgewandelt wird, enthalten die meisten Multivitaminpräparate nur eine geringe Dosierung oder gar kein Vitamin A und statt dessen Beta-Carotin.

Mineralien und Spurenelemente – enge Grenzen

Der sichere Bereich bei Mineralstoffen und Spurenelementen ist wesentlich enger als bei Vitaminen. Spurenelemente stehen im Körper in einem feinen Verhältnis zueinander.

Um alle wichtigen Spurenelemente zu bekommen, ist es am sinnvollsten, auf eine Vollwerternährung umzustellen. In den Randschichten des Korns oder in Nüssen sind die Spurenelemente ideal kombiniert.

Ausnahmen sind die Spurenelemente Zink, Selen und Jod, die in Deutschland zusätzlich zugeführt werden sollten, da die Böden in unseren Breiten arm an diesen Elementen sind. Außerdem sollte Kalzium ergänzt werden, da hier ein hoher Mangel besteht.

GUT ZU WISSEN

Optimale Vitaminzufuhr

Für Menschen, die keinen besonderen Belastungen unterliegen oder keine die chronische Erkrankungen haben, wird das 3- bis 5-fache der DGE-Zufuhrempfehlung als optimale Zufuhr angeraten.
Die optimale Zufuhr bei den Antioxidanzien dürfte sogar um das 5- bis 8-fache höher sein als das DGE-Minimum. Vor allem bei den Vitaminen C werden 400 mg angeraten.

Bei den Mineralien und Spurenelementen sollte man dagegen die einfache Dosierung einhalten und diese nicht wesentlich überschreiten.
Bei Menschen mit besonderen Belastungen, chronischen Erkrankungen, bei akuten Infekten oder unter Chemotherapie kann der Bedarf um ein Vielfaches höher sein.

Ober- und Untergrenzen für eine sichere Dosierung

In welcher Dosierung kann man langfristig Vitamine einnehmen?

Spalte 1 + 2 der Tabelle: Dr. Derek Shrimpton hat für die Vereinheitlichung der Richtlinien in der EU über den Zeitraum von fünf Jahren über 300 Studien[198] ausgewertet, um die Sicherheit von Mikronährstoffpräparaten für den Konsumenten zu gewährleisten. Auf sehr konservative Weise wurde aus diesen Daten ein oberer sicherer Bereich formuliert. Dieser Bereich ist auf jeden Fall für den Konsumenten sicher, der täglich und zusätzlich zu einer ausgewogenen Ernährung Vitamine und Mineralstoffe einnimmt .
Auch die EFSA (European Food Safety Authority) – die oberste europäische Behörde für Lebensmittelsicherheit – hat 6 Jahre alle verfügbaren Studien zu Vitaminsicherheit geprüft und Höchstgrenzen definiert – den »Tolerable Upper Intake Level«. Interessanterweise kommt man hier zu ganz ähnlichen Ergebnissen. Für viele B-Vitamine gibt es demnach gar keine obere Grenze, da diese, wenn sie nicht verbraucht werden, ausgeschieden werden, und für Vitamin D liegt die Obergrenze noch wesentlich höher, bei 50 µg.

Spalte 3: Da die DGE-Werte weder einen erhöhten Bedarf noch vorbeugende Aspekte mit einbeziehen, entsprechen sie nicht der optimalen Zufuhr. Die DGE-Werte in der Tabelle – es sind die Empfehlungen für Männer zwischen 21 und 55 Jahren – habe ich daher nur zur Veranschaulichung angeführt. Sie stellen das Minimum dar, das auf keinen Fall unterschritten werden sollte.

Spalte 4: zeigt an, um wie viel Mal Sie den DGE-Wert auf Dauer mit Mikronährstoffpräparaten überschreiten können. Bei Vitamin B$_{12}$ beträgt zum Beispiel die dauerhaft sichere obere Einnahmemenge das 166-fache (!) der DGE-Empfehlung. Dauerhaft bedeutet hier, dass Sie über viele Jahre diese Vitamine einnehmen können. Sie müssten sich also täglich und dauerhaft in einem Anfall von Bulimie auf Vitaminpackungen stürzen, um in diesen Überdosierungsbereich bei vielen B-Vitaminen zu kommen.

Die Einnahme von wasserlöslichen Vitaminen und Antioxidanzien bis zu einem Vielfachen der DGE-Werte ist unbedenklich. Bei fettlöslichen Vitaminen, Spurenelementen und Mineralien müssen Sie aufpassen und nachrechnen, wenn Sie mehrere Produkte kombinieren!

Wie hoch darf man dosieren?

Oberer sicherer Bereich für die tägliche, zusätzliche, dauerhafte Einnahme von Vitamin- und Mineralergänzungen nach Prof. Shrimpton	DGE* – unteres Minimum	Überschreitung möglich um das x-fache
Fettlösliche Vitamine		
A	2 300 µg	1 000 µg	2,3-fach
D	20 µg oder 800 IE	5 µg oder 200 IE	4-fach
Vitamine mit zusätzlich antioxidativer Funktion		
Beta-Carotin	20 mg	2 mg	10-fach
E	400 mg	14 mg	28-fach
C	2 000 mg	100 mg	27-fach
Wasserlösliche Vitamine		
B$_1$ (Thiamin)	100 mg	1,2 mg	83-fach
B$_2$ (Riboflavin)	200 mg	1,4 mg	142-fach
B$_3$ (Niacin)	450 mg	16 mg	28-fach
B$_5$ (Pantothensäure)	500 mg	6 mg	84-fach
B$_6$ (Pyridoxin)	200 mg	1,5 mg	133-fach
B$_7$ (Biotin)	500 mg	–	
Folat/Folsäure	800 µg	400 µg	2-fach
B$_{12}$ (Cobalamin)	500 µg	3 µg	166-fach
Mineralien/Spurenelemente		
Kalzium	1 500 mg	1 000 mg	1,5-fach
Magnesium	350 mg	350 mg	–
Eisen	15 mg	10 mg	1,5-fach
Jod	500 µg	200 µg	2,5-fach
Zink	15 mg	10 mg	1,5-fach
Phosphor	1 500 mg	700 mg	2,1-fach
Kupfer	5 mg	1–1,5 mg	3-fach
Chrom	200 µg	30–100 µg	2-fach
Mangan	15 mg	2–5 mg	3-fach
Selen	200 µg	30–70 µg	2,8-fach
Molybdän	200 µg	50–100 µg	2-fach

* DGE-Empfehlung: beispielhaft für Männer zwischen 25 und 51 Jahren

Alleingang deutsche Verbraucherzentralen

Im Internet warnen einige deutsche Verbraucherzentralen vor Vitaminen, stellen Obergrenzen auf und beurteilen Vitaminprodukte. Diese Internetseiten sind ein deutscher Alleingang, der nicht mit der Ansicht der EU übereinstimmt. Diese Verbraucherzentralen orientieren sich an dem hysterischen deutschen Alleingang des BfR (Bundesinstitut für Risikobewertung), das behauptet, alles was über die einfache Dosierung der DGE hinausgehe, sei unnötig oder potenziell gefährlich. Die oberste europäische Behörde für Lebensmittelsicherheit (EFSA) hat nach ausführlicher Prüfung andere Obergrenzen erarbeitet. Eigentlich warte ich auf die erste Schadensersatzklage einer Frau mit missgebildetem Kind, gegen die Fehlinformation verschiedener öffentlich geförderter Verbraucherzentralen. In den USA wären in einem solchen Fall einige Millionen fällig.

Der sichere Zufuhrrahmen für individuelle Dosierungen

Ihr Stoffwechsel und Ihr Immunsystem machen keine Pause. Sie brauchen kontinuierlich und täglich den Nachschub der essenziellen Biostoffe. Einige Beispiele: Bei dem Eindringen eines Virus kann ein Vitamin-C-Mangel eine unnötige Erkältung zur Folge haben. Durch ein Vitamin-B-Defizit haben Sie vielleicht Stimmungsschwankungen, inszenieren ein überflüssiges »Beziehungsdrama« und leben mit einem hohen Risiko für Arterienverkalkung. Wenn Sie nun tatsächlich einmal nicht alle zugeführten wasserlöslichen Vitamine aufgebraucht haben, kann ein kleiner Teil vorübergehend gespeichert werden und ein Rest wird problemlos ausgeschieden. Die Werte der Tabelle bilden einen Rahmen, innerhalb dessen Sie sich ohne Sorgen bewegen können.

Eine Sicherheitszufuhr, die Ihrem Körper immer genügend Mikronährstoffe zur Verfügung stellt.

Mit den Ergebnissen aus klinischen Studien zu Herz-Kreislauf-Erkrankungen, Krebs, Osteoporose, Demenz und Katarakt habe ich versucht, Ihnen Anhaltspunkte zu geben, welche Zufuhrmenge dort jeweils einen Langzeitschutz erbracht hat und den Risikofaktor Vitaminmangel bekämpft. Die Bewegung oberhalb der DGE-Werte ist langfristig auf jeden Fall sicherer für Ihre Gesundheit.

Info

Das Problem der Mikronährstoffe liegt nicht in der Überdosierung, sondern in der mangelnden Zufuhr.

Der Unsinn von milligrammgenauen Zufuhrempfehlungen

Die meisten Leser wüssten jetzt – am Ende des Buches – gerne, in welcher Dosierung man die entsprechenden Vitamine, Mineralien und Spurenelemente zusätzlich einnehmen sollte! Dazu meine Antwort:

Tipp

> Machen Sie sich von alten Zöpfen frei. Das Konzept eines milligrammgenauen standardisierten Bedarfs für jedermann entspricht nicht der Realität. Ihr individueller Bedarf ist entscheidend.

Alle Faktoren, die Ihr Leben bestimmen, bestimmen auch Ihren Vitamin- und Mineralstoffbedarf. Schauen wir uns doch mal einen beliebigen Wochenverlauf an: Vielleicht arbeiten Sie in einem schadstoffbelasteten Büro und haben Amalgamplomben. Am Montag rauchen Sie doppelt so viel wie sonst und verbrauchen Ihre Antioxidanzien. Am Dienstag kämpft und besiegt Ihr Immunsystem einen Virus mit einem enormen Vitamin-C-Verbrauch. Am Mittwoch und Donnerstag essen Sie mikronährstoffarm im Intercity, am Freitag haben Sie durch Dauerstress einen erhöhten Vitamin-B-Bedarf; am Samstagmittag treiben Sie Aerobic und schwitzen dabei ordentlich Mineralstoffe aus. Abends trinken Sie viel Alkohol, der Vitamin B_1 aufbraucht, nachts haben Sie einen erhöhten Zinkverlust durch Sex mit Ihrer Frau, und am Sonntag nehmen Sie Aspirin, das zu einer 10-fach erhöhten Ausschwemmung von Vitamin C führt.

Bei den milligrammgenauen Zufuhrempfehlungen wird ein genetischer Durchschnittsbürger mit einem standardisierten Lebensstil konstruiert, um dann einige Zufuhrwerte zu fixieren. Deshalb ist dieses Konzept vollkommen absurd. Sinnvoller ist eine »Sicherheitszufuhr«, die Ihren Bedarf in allen Situationen abdeckt. Sie kennen Ihre persönlichen Belastungsfaktoren am besten.

Tipp

> Wie hoch Ihr Mikronährstoffbedarf tatsächlich ist, hängt von verschiedenen Faktoren ab: persönlicher Lebensstil, Alter, bestehende Erkrankungen, zusätzliche Belastungen, individueller Stoffwechsel, genetische Faktoren, Ernährung, Schadstoffumfeld.

Mikronährstoffe ja, aber welche?

Sie wollen nun wahrscheinlich ganz praktisch wissen, wie man das am besten geeignete Produkt für die eigenen Bedürfnisse findet. Wenn Sie sich die Packungen einmal genauer anschauen, werden Sie feststellen, dass es in Deutschland kaum höher dosierte Multivitaminpräparate gibt. Außerdem werden Ihnen die hohen Preise von Präparaten mit nur einem Mikronährstoff auffallen. Warum kostet Vitamin C 1 000 % mehr und Vitamin E 800 % mehr als in den USA? Was leistet eigentlich ein Vitaminröhrchen aus dem Supermarkt? Oder ist es besser, in der Apotheke zu kaufen? Warum gibt es kaum hochdosierte Multivitaminpräparate?

Höher dosierte Vitamine sind in Deutschland Arzneimittel

In Deutschland gelten höher dosierte Vitamine als Arzneimittel und dürfen nur in der Apotheke verkauft werden. Die Mühlen der EU mahlen zwar langsam, aber in Fragen des Verkaufsmonopols wird sich etwas ändern. Vergessen Sie die Brausetabletten von Aldi. Die Vitamine in diesen Präparaten sind so »homöopathisch« niedrig dosiert, dass Sie damit vielleicht kleinere Mängel ausgleichen können, aber kaum optimale Mikronährstoff-Blutwerte für die Gesundheitsvorsorge erreichen werden. In den USA, den Niederlanden,

Spanien oder Großbritannien könnten Sie ein vernünftig dosiertes Multivitaminpräparat einfach im nächsten Health-Food-Shop um die Ecke kaufen. In Deutschland dagegen ist in den letzten zehn Jahren kein einziges höher dosiertes Multivitaminpräparat auf den Markt gekommen.

Alle Vitaminprodukte, die mehr als die 3-fache Menge der DGE-Minimalempfehlung enthalten, sind in Deutschland apothekenpflichtig. So wird Vitamin C ab einer Dosierung von 225 mg pro Tablette auf einmal zum apothekenpflichtigen Arzneimittel. Eine klinische Prüfung mit Patienten für die Arzneimittelzulassung würde für ein Multivitaminpräparat 2,5 bis 5 Millionen Euro kosten. Fehlt die klinische Prüfung, wird keine Zulassung erteilt. In den letzten zehn Jahren wurde daher keine einzige Zulassung für ein höher dosiertes Multivitaminpräparat erteilt. Die derzeit noch erhältlichen höher dosierten Einzelvitamine sind zum großen Teil Altzulassungen und teilen den Markt trefflich unter sich auf.

Info

> Enthalten Vitaminprodukte mehr als die 3-fache Menge der DGE-Minimalempfehlung, gelten sie in Deutschland bereits als Medikamente und sind somit apothekenpflichtig.

Apothekenpflicht und die Deklarierung als Arzneimittel sorgen daher

▪ Für Preise, die um bis zu 1 000 % höher liegen als in den USA.

▪ Für das Fehlen bestimmter höher dosierter Kombinationsprodukte.

Der Bezug von Vitaminprodukten aus der EU ist erlaubt

Im Ausland sind höher dosierte Vitamine Nahrungsergänzungsmittel, die von Millionen von Verbrauchern problemlos im Supermarkt gekauft werden. Niemand käme auf die absurde Idee, Vitamine als Arzneimittel einzustufen. Würden Sie als Deutscher nun ein solches Vitaminpräparat aus dem Ausland importieren, wird es in Deutschland zum »ausländischen Arzneimittel ohne deutsche Zulassung«. Und nun die absurden Folgen dieser Regulierungswut:

▪ Ausländische Arzneimittel (höher dosierte Vitamine) dürfen in der Apotheke weder im Regal stehen noch auf Lager sein. Einzelpackungsweise dürfen sie aber bestellt werden. Das ist wichtig, denn mancher uninformierte Landapotheker sagt Ihnen das Gegenteil: Der Apotheker darf Ihnen höher dosierte Produkte auf Einzelanfrage bestellen, denn alle Waren, die in der EU verkehrsfähig sind, dürfen Sie kaufen. Die Bestellung dauert dann 3 bis 4 Tage, bis aus den Niederlanden die Produkte geschickt werden.

▪ Die Produzenten höher dosierter Vitaminprodukte dürfen im Apothekencomputer aber nicht gelistet werden, da es sich ja um »ausländische Arzneimittel ohne deutsche Zulassung« handelt. Das heißt praktisch: Entweder kennen Sie die Firma und das Produkt schon, oder Ihr Apotheker hat Schwierigkeiten, es zu finden. Das sind natürlich traumhafte Voraussetzungen, um die Preise für minderwertige deutsche Produkte exorbitant hoch zu halten.

Bestellungen über das Internet sind innerhalb der EU grundsätzlich erlaubt. Als Verbraucher dürfen Sie in der EU alle frei verkäuflichen Waren kaufen und bestellen.

▪ Die Internetseiten sind allerdings meist auf Englisch oder Holländisch. Auf Deutsch dürfen sie nicht sein, da sie sich sonst an deutsche Verbraucher wenden würden und das könnte abgemahnt werden.

▪ Wenn ein amerikanisches Produkt in den Niederlanden verkauft werden darf, dürfen Sie es auch von dort für den Eigenbedarf per Direktbestellung oder in der Apotheke erwerben. Bei größeren Mengen könnte man Sie allerdings wieder verdächtigen, dass Sie mit ausländischen Arzneimitteln illegal handeln. Die Bestellung ist also nur für den Eigenbedarf.

165

Warum dürfen Sie keine Vitamine aus den USA bestellen?

▮ Eigenimporte von hochdosiertem preiswertem Vitamin C aus den USA lohnen nicht. Sie werden vom deutschen Zoll zerstört oder auf Ihre Kosten zurückgeschickt, da der Endverbraucher keine Arzneimittel importieren darf. Innerhalb der EU gibt es dagegen keine Zollkontrollen mehr, daher ist die Bestellung amerikanischer Produkte aus den Niederlanden unproblematisch.

▮ Wenn Sie aus den USA kommend mehr »ausländische Arzneimittel« (Vitamine) als für den Eigenbedarf mit sich führen, können Sie wegen »Inverkehrbringung von ausländischen Arzneimitteln« Probleme bekommen. Auf jeden Fall wird der Zoll den größten Teil, der über den persönlichen Bedarf hinausgeht, beschlagnahmen.

Es wird noch einige Jahre dauern, bis es innerhalb der EU eine einheitliche Regelung gibt und diese absurde Situation beendet ist. Dann werden die Preise endlich, wie bei den Telefontarifen, purzeln. Bis dahin stoßen sich Apotheker, Zwischenhändler und Pharmafirmen am deutschen Verbraucher gesund.

Direkt-Vertriebe

Eine Möglichkeit, teure Zwischenhändler auszuschalten, sind Vertriebe, die Vitamine direkt vertreiben. Interessante Rabatte entstehen hier zusätzlich, wenn Sie die Vitamine weiterempfehlen. Die Direktvertriebe bieten zum Teil hochwertige Produkte an.

Ein Vorteil ist, dass die einzelnen Produkte, zum Beispiel Vitamine, Mineralien und Antioxidanzien oft aufeinander abgestimmt sind. So kommt es nicht zur Überdosierung bei den Spurenelementen oder von fettlöslichen Vitaminen. (siehe auch Seite 158). Das kann leicht passieren, wenn man unterschiedlichste Produkte von verschiedenen Herstellern kombiniert.

Halten Sie sich bei den Direktvertrieben aus Qualitätsgründen an die großen Vertriebe. Diese stehen unter stärkerer Beobachtung der Konkurrenz und deklarieren daher auch, was tatsächlich im Produkt enthalten ist.

Die Qualität ausländischer Produkte

Von No-Name-Produkten oder Produkten unbekannter Firmen aus dem Internet rate ich Ihnen ab. Oft sind die Inhaltsstoffe nicht oder falsch deklariert und es liegen keine Zertifikate vor. Die Bioverfügbarkeit der Produkte ist häufig schlecht, da die chemische Formulierung minderwertig ist.

Orthomolekulare Produkte haben Vorteile, da sie hypoallergen hergestellt sind und keine Hefe, Farbstoffe, Konservierungsstoffe oder Laktose enthalten. Diese Zusatzstoffe, die bei vielen Menschen als Allergene wirken, sind in vielen deutschen Produkten enthalten..

Qualitätsprodukte nehmen teurere Rohstoffe, zum Beispiel gemischte natürliche Carotine aus Algen, die fünf verschiedene Carotine enthalten statt billiges synthetisches Beta-Carotin, oder natürliches Vitamin E, das eine höhere Wirksamkeit als künstliches hat. Diese Qualitätsrohstoffe unterscheiden sich ganz erheblich im Herstellungspreis von Billigprodukten. Bei den anderen Vitaminen unterscheiden sich synthetische nicht in der Wirksamkeit oder im Aufbau von natürlichen Vitaminen.

Kombinations- oder Einzelpräparate?

Vitamine, Mineralien und Spurenelemente arbeiten zusammen und sind voneinander abhängig. Die Wirkung kann immer nur so stark sein wie das schwächste Glied der Kette. Daher ist es am besten, sie in einer vollständigen Kombination aller Mikronährstoffe – als Mikronährstoff-Komplex – einzunehmen. Damit stellen Sie sicher, dass wirklich keine Lücken bestehen.

Nur bei den Antioxidanzien Vitamin C und Vitamin E (zum zusätzlichen Zellschutz), bei Selen (da Selen selten in Multivitamin-/Mineraltabletten enthalten ist) kann es sinnvoll, diese als Einzelprodukte nach Bedarf zusätzlich zu ergänzen.

Informationslücken in Packungsbeilagen

Haben Sie eigentlich auf Ihrer VitaminE-Packung aus dem Supermarkt je eine Aussage wie diese gelesen: »Vitamin E senkt das Herzinfarktrisiko um 40 %«? Nein? Ganz einfach, auf den niedrigdosierten Vitaminen – sie zählen zu den Nahrungsergänzungsmitteln – dürfen keine medizinische Aussagen gemacht werden. Aus demselben Grund steht auf Ihrem probiotischen LC1-Joghurt auch nicht »stärkt die Immunabwehr im Darm«. Mit dieser medizinischen Aussage wäre der LC1-Joghurt in Deutschland apothekenpflichtig!

Für medizinische Aussagen braucht man eine teure Arzneimittelzulassung. Da Vitamine sich aber nicht mehr patentieren lassen, ist diese Investition für keinen Vitaminhersteller interessant. Studien aus den USA mit 87 000 Krankenschwestern und 40 000 Ärzten interessieren in Deutschland überhaupt nicht. Das Rad muss in Deutschland jedes Mal neu erfunden werden.

Sie werden also keine Beipackzettel oder Packungsaufdrucke finden, die Sie als Verbraucher in irgendeiner Weise darauf hinweisen, dass Vitamine bestimmten Erkrankungen vorbeugen oder therapeutisch eingesetzt werden können.

Sicherheit von Mikronährstoffen

Bei dem engmaschigen deutschen »Verbraucherschutz« muss der Eindruck entstehen, dass Vitamine hoch gefährlich sind. Wie Sie aber bereits wissen, können die wasserlöslichen Vitamine oft 100-fach über den DGE-Werten dosiert werden.

Diesem »Verbraucherschutz« stehen in Deutschland 15 000 vermeidbare Todesfälle wegen Folatmangel gegenüber oder 300 000 Herzinfarkte pro Jahr, eine gigantische Zahl, die durch die Einnahme von Vitamin E und C um circa 30 % gesenkt werden könnte. Die Studien mit den Vitaminen E, C, D und Folsäure zeigen die absurde deutsche Haltung.

Medizinökonomen errechnen Milliardeneinsparungen im Gesundheitswesen, wenn Mikronährstoffe regelmäßig eingenommen würden. Dies kann aber erst passieren, wenn die Produkte tatsächlich für jeden erschwinglich werden. Ohne die Öffnung der Märkte und internationalen Wettbewerb wird dies nicht passieren. Traurige Folge: Momentan sterben zu viele Menschen an den Folgen der nicht optimalen Versorgung mit Mikronährstoffen.

In einigen EU-Ländern und in den USA sind Mikronährstoffe vollkommen frei verkäuflich. Obwohl zur Zeit 125 Millionen Amerikaner Vitamine einnehmen, wurde dem staatlichen Poison Control Center in acht Jahren nur ein einziger schwer wiegender Fall von Vitaminüberdosierung gemeldet. Auch in fünf Jahren liberaler Gesetzgebung in Großbritannien wurde kein Fall von Überdosierung bekannt. Anscheinend sind für den Verbraucher Überdosierungen viel weniger ein Problem als für die Verbraucherschützer am Schreibtisch im Bundesgesundheitsamt.

Anhang

Informationen zu Seminaren und Vorträgen des Autors:
www.jopp-online.com

Weitere Bücher des Autors:
Fit mit Fett, Heyne, 2002
Mineralien als Erfolgsprogramm, Heyne 2003
Geheimnis Eiweiß, Heyne 2004
Topfit mit Vitaminen, dtv, 2006

Adressen

Spezialisiertes Labor
Für ein oxidatives Stressprofil (siehe Seite 28) und den Quecksilber-Kaugummi Test (siehe Seite 149)

Dr. Stein & Kollegen
Medizinisches Versorgungszentrum Laboratoriumsmedizin, Mikrobiologie, Infektionsepidemiologie, Virologie, Transfusionsmedizin und Humangenetik
Wallstr. 10, 41061 Mönchengladbach
Telefon 02161/81940
Telefax 02161/8194461
E-Mail: info@labor-stein.de
Web: www.labor-stein.de

Mit über 2000 verschiedenen Untersuchungen und einer spezialisierten Abteilung, die Anti-Aging-, Mikronährstoff-, oxidative Stress-, Hormon-, Allergie-, Stuhl- und Immun-Diagnostik durchführt, ist »Dr. Stein & Kollegen« auch eines der führenden komplementär- und präventiv-medizinischen Labore in Deutschland.

Orthomolekular-Mediziner
Bei diesen Adressen können Sie Listen über spezialisierte Ärzte abrufen:
Forum Orthomolekulare Medizin (FOM)
Tel.: 089/12000005 oder
www.F-O-M.de
Gesellschaft für Orthomolekulare Medizin
Tel.: 0211/5800 2646 oder
www.dgom.de

Quellenangaben

[1] Murray, M.: Encyclopedia of Nutritional Supplements. Prima Publishing 1996; 7–8.

[2] Wie ticken die Ärzte. Spiegel. 2007; Jan: 132–33.

[3] Pryor, W.A., et al.: Vitamin E and heart disease: basic science to clinical intervention trials. Free Radic Biol. Med. 2000; 28: 141–164.

[4] Stampfer, M., et al.: Vitamin E consumption and the risk of coronary heart disease in women. New England J. Med. 1993; 328: 1444–1449.

[5] Grey, K., et al.: Inverse correlation between plasma vitamin E and mortality from ischemic heart disease in cross cultural epidemiology. Am. J. Clin. Nutr. 1991; 53: 326S–334S.

[6] Stampfer, M., et al.: Vitamin E consumption and the risk of coronary heart disease in women. New England J. Med., 1993; 328: 1444–1449.

[7] Rimm, E., et al.: Vitamin E consumption and the risk of coronary heart disease in men. New England J. Med. 1993; 328: 1450–1456.

[8] Mehta J.: Intake of antioxidants among american cardiologists. Am J Cardiol 1997; 79: 1558–1560.

[9] Stephens, et al.: Randomized controlled trial of vitamin E in patients with coronary heart disease. Lancet 1996; 347: 781–786.

[10] Ridker, P., Stampfer, M., et al.: Inflammation, aspirin and the risk of cardiovascular disease in apparently healthy men. N. Engl. J. Med. 1997; 336: 975–979.

[11] Rimm E., et al.: Vitamin E consumption and the risk of coronary heart disease in men. N. Engl. J. Med. 1993 (328), 1450–1456

[12] Stampfer M., et al.: Vitamin E consumption and the risk of coronary heart disease in women. N. Eng. J. Med. 1993; 328, 1444–1449.

[13] Knekt, P., et al.: Am. J. Epid.1994; 139: 1180

[14] Losonczy, K., Harris, T.B., et al.: Vitamin E and vitamin C supplement use and the risk of all cause coronary heart disease mortality in older persons. Am. J. Clin. Nutr. 1996, 64: 190–196.

[15] Hu, F., Stampfer, M.J., et al.: Dietary intake of alpha-linolenic acid and risk of fatal ischemic heart disease among women. Am. J. Clin. Nutr. 1999; 69: 890–7.

[16] Hu, F., Stampfer, M.J., et al.: Dietary intake of alpha-linolenic acid and risk of fatal ischemic heart disease among women. Am. J. Clin. Nutr. 1999; 69: 890–7.

[17] Brigelius-Flohe, Leist, Gassmann, Schultz, et al.: Novel Urinary Metabolite of Alpha-Tocopherol, 2,5,7,8,-Tetramethyl-2 (2'-Carboxyethyl)-6-Hydroxychroman, as an Indicator of Adequate Vitamin E Supply. Am. J. Clin. Nutr. 1995; 62 (Suppl): 1527S–1534S.

[18] Rimm, E., Osganian, S.K., et al.: Vitamin C and risk of coronary heart disease in women. J. Am. Col. Cardiol. 2003; 42: 253–5.

[19] Enstrom, J., et al.: Vitamin C intake and mortalily among a sample of the United States population. Epidemiology 1992; 3: 194–202.

[20] Knekt P. et al.: Antioxidant vitamins and coronary heart disease risk: a pooled analysis if 9 cohorts. Am. J. Clin. Nutr. 2004; 80: 1508–20.

[21] Yokoyama, T.: Serum vitamin C concentration was inversely associated with subsequent 20-year incidence of stroke in a Japanese rural community. The Shibata study. Stroke. 2000; 31(10): 2287–2294.

22 Boekholdt, S., et al.: Plasma concentrations of ascorbic acid and C-reactive protein and the risk of future coronary artery disease, in apparently healthy men and women: the Epic Norfolk prospective population study. Br. J. Nutr. 2006; 96: 516–22.

23 Levine, M., et al.: A new recommended dietary allowance of vitamin C for healthy young women. Proc. Nat. Acad. Sci. USA. 2001; 98: 9842–9846.

24 Flores-Mateo, G., et al.: Selenium and coronary heart disease: a meta analysis. Am. J. Clin. Nutr. 2006; 84: 762–73.

25 Homocystein Lowering Trialists Cooperation. Dose dependent effects of folic acid on blood concentrations of Homocystein: a meta-analysis of the randomized trials. Am. J. Clin. Nutr. 2005; 82: 806–12.

26 Stampfer, M., et al.: Vitamin intervention for stroke prevention trial: an efficacy analysis. Stroke. 2005; 36: 2404–9.

27 He, K., et al.: Folate, vitamin B6 , and B12 intakes in relation to risk of stroke among men. Stroke. 2004; 35: 169–74.

28 Rimm, E., et al.: Folate and vitamin B6 from diet and supplements in relation to risk of coronary heart disease among women. JAMA 1998; 279: 359–364.

29 Willett, W., et al.: Folate and vitamin B6 from diet and supplements in relation to risk of coronary heart disease among women. JAMA. 1998; 279: 359–64.

30 He, K., et al.: Folate, vitamin B6 , and B12 intakes in relation to risk of stroke among men. Stroke. 2004; 35: 169–74.

31 Wang, X., et al.: Efficacy of folic acid supplementation in stroke prevention: a meta-analysis. Lancet. 2007; 369: 1876–82.

32 Voutilainen, S.: Serum homocysteine, folate and risk of stroke: Kuopio Ischaemic Heart Disease Study. Eur J Cariovasc. Prev. 2005; 12: 369–75.

33 Stampfer, M., et al.: Folate intake and the risk of incident of hypertension among US women. JAMA. 2005; 293: 320–9.

34 Spence, J.D., et al.: Vitamin Intervention for stroke prevention trial: an efficacy analysis. Stroke 2005; 36: 2404–9.

35 Ascherio, A., Rimm, E., et al: Fruit and vegetable intake in relation to risk of ischemic stroke. JAMA.1999; 6: 1233–1239.

36 Manson, E., et al.: The effects of fruit and vegetable on the risk of coronary heart disease. Ann. Intern. Med. 2001; 134: 1206–14.

37 He, J., et al.: Increased consumption of fruit and vegetable is related to a reduced risk of coronary heart disease: meta-analysis of cohort studies. J. Hum. Hypertens. 2007; 21: 717–28.

38 He, F., et al.: Fruit and vegetable consumption and stroke: meta-analysis of cohort studies. Lancet. 2006;367:320–6.

39 Ascherio, A., Rimm, E., et al: Fruit and vegetable intake in relation to risk of ischemic stroke. JAMA.1999; 6: 1233–1239.

40 Manson, E., et al.: The effects of fruit and vegetable on the risk of coronary heart disease. Ann. Intern. Med. 2001; 134: 1206–14.

41 U.S.RDA: RDA vs. RDI: Protecting the health of Americans vs. minimizing nutrient needs, RDA 1992; 17.

42 Block, G.: Vitamin C and cancer prevention: The epidemiological evidence. Am. J. Clin. Nutr. 1991; 53: 270S-282S.

43 Garland, C., et al.: Kalzium and vitamin D. Their potential roles in colon and breast cancer prevention. Ann. NY. Acad. Sci. 1999; 889: 107–19.

44 Giovanucci, E., et al.:Prospective study of predictors of vitamin D status and cancer incidence and mortality in men. J. Natl. Cancer Inst. 2006; 98: 451–9.

45 Stampfer, M., et al.: A prospective study of plasma vitamin D metabolites, vita-

min D receptor polymorphisms, and prostate cancer. PLOS Med 2007; 4: 103.

46 Skinner, H., et al.: Vitamin D intake and the risk for pancreatic cancer in two cohorts. Cancer Epid. Biomarker Prev. 2006; 15: 1688–95.

47 Gorham, E., et al.: Optimal vitamin D status for colorectal cancer prevention: a quantitative meta analysis. Am. J. Prev. Med. 2007; 210–6.

48 Ahonen, M., et al.: Prostate cancer and prediagnostic serum 25-hydroxyvitamin D levels. Cancer Causes Control. 2000; 11: 847–52.

49 Willett, W., et al.: Intake of dairy product, Kalzium and vitamin D and risk of breast cancer. J. Natl. Cancer Inst. 2002; 94: 1301–11.

50 Larsson, S., et al.: Dietary folate and incidence of ovarian cancer: the Swedish Mammography Cohort. J. Natl. Cancer Inst. 2004; 96: 396–402.

51 Willett, W., et al.: Plasma folate, vitamin B6, vitamin B12, homocysteine, and risk of breast cancer. J. Natl. Cancer Inst. 2003; 95: 373–80.

52 Willett, W., et al.: Plasma folate, vitamin B6, vitamin B12, homocysteine, and risk of breast cancer. J. Natl. Cancer Inst. 2003; 95: 373–80.

53 Lajous, M.: Folate, vitamin B12 and postmenopausal breast cancer in a prospective study of French women. Cancer Causes Control. 2006; 17: 1209–13.

54 Willett, W., et al.: Intake of dairy product, Kalzium and vitamin D and risk of breast cancer. J. Natl. Cancer Inst. 2002; 94: 1301–11.

55 Kushi, L., et al.: Dietary folate intakem alcohol and risk of breast cancer in a prospective stuy of postmenopausal women. Epidemiology. 2001; 12: 420–8.

56 Dietary folate intake and breast cancer risk: results form the Shanghai Breast Cancer Study. Cancer Res. 2001; 61: 7136–7141.

57 Larsson, S., et al.: Dietary folate and incidence of ovarian cancer: the Swedish Mammography Cohort. J. Natl. Cancer Inst. 2004; 96: 396–402.

58 Stevens, V., et al.: Folate nutrition and prostate cancer incidence in a large cohort of US men. The American Cancer Society Prevention Study. Am. J. Epid. 2006; 163: 986–96.

59 Pelucchi, G., et al.: Dietary folate and risk of prostate cancer in Italy. Cancer Epid. Bio. Prev. 2005; 14: 944–8.

60 Voorrips, L., et al.: A propective cohort study on antioxidants and folate intake and male lung cancer risk. Cancer Epid. Bio. Prev. 2000; 9: 357–65.

61 Willett, W., et al.: The influence of folate and multivitamin use on the familial risk of colon cancer. Cancer Epid. Bio. Prev. 2002; 11: 227–34.

62 Larsson, S., et al.: A prospective study of dietary folate intake and the risk of colorectal cancer: modification by caffeine intake and cigarette smoking. Cancer Epid. Bio. Prev. 2005; 14: 740–3.

63 Terry, P., et al.: Dietary intake of folic acid and colorectal cancer risk in a cohort of women. Int. J. Cancer. 2002; 97: 864–7.

64 Giovanucci, E., et al.: Vitamin B6 intake, alcohol consumption, and colorectal cancer: a longitudinal population based cohort of women. Gastroenterology. 2005; 128: 1830–1837.

65 Larsson, S., et al.: A prospective study of dietary folate intake and the risk of colorectal cancer: modification by caffeine intake and cigarette smoking. Cancer Epid. Bio. Prev. 2005; 14: 740–3.

66 Allen, M., et al.: Folat intake and colorectal cancer risk: a meta-analytic approach. Int. J. Cancer. 2005; 20: 825–8.

67 Kiremidjian-Schumacher, et al.: Supplementation with selenium and human immune functions; Effect on cytotoxic lymphocytes and natural killer cells. Biol. Trace Elem. Res. 1994; 41: 115–127.

68 Abraham, M., et al.: Serum selenium and the subsequent risk of prostate cancer. Cancer Epid. Bio. Prev. 2000; 9: 883–7.

69 Zeegers, M., et al.: Toenail selenium levels and the subsequent risk of prostate cancer: a propective study. Cancer Epod. Bio. Prev. 2003; 12: 866–71.

70 Willett, W., et al.: Study of prediagnostic selenium level in toenail and the risk of advanced prostate cancer. J. Nat. Cancer. Inst. 1998; 90: 1219–24.

71 Stampfer, M., et al.: A propective study of plasma levels and prostate cancer risk. J. Natl. Cancer Inst. 2004; 96: 696–703.

72 Meyer, F., et al.: Antioxidant vitamin and mineral supplementation and prostate cancer prevention in the SU.VI.MAX trial. Int. J. Cancer. 2005; 116: 182–6.

73 Etminan, M., et al.: Intake of selenium in the prevention of prostate cancer: a systematic review and meta-analysis. Cancer Causes Control. 2005; 16: 1125–31.

74 Ravaglia, G., et al.: Homocysteine and folate as risk factors for dementia and Alzheimer disease. Am. J. Clin. Nutr. 2005; 82: 636–43.

75 Wang, H., et al.: Vitamin B_{12} and folate in relation to the development of Alzheimer's disease. Neurology. 2001; 56: 1188–94.

76 Ravaglia, G., et al.: Homocysteine and cognitive function in healthy elderly community dwellers in Italy. Am. J. Clin. Nutr. 2003; 77: 668–73.

77 Bryan, J., et al.: Vitamins, cognition and aging: a review. J. Gerontol. B. Psychol. Sci. Soc. 2001; 56: 327–39.

78 Luchsinger, J., et al.: Relation of higher folate intake to lower risk of Alzheimer disease in the elderly. Arch. Neurol. 2007; 64: 86–92.

79 Snowdon, D., et al.: Serum folate and the severity of atrophy of the neocortex in Alzheimer disease: findings from the nun study. Am. J. Clin. Nutr. 2000; 71: 993–8.

80 Engelhart, M., et al.: Dietary intake of antioxidants and risk of Alzheimer disease. JAMA. 2002; 287: 3223–29.

81 Zandi, P., et al.: Reduced risk of Alzheimer disease in users of antioxidant vitamin supplements: the Cache Country Study. Arch. Neurol. 2004; 61: 82–8.

82 Masaki, K., et al.: Association of vitamin E and C supplement use with cognitive function and dementia in elderly men. Neurology. 2000; 28: 54: 1165–72.

83 Maxwell, C., et al.: Supplement use of antioxidants vitamins and subsequent risk of cognitive decline and dementia. Dement Geriatr. Cogn. Disorder. 2005; 20: 45–51.

84 EVS 1998. In: Ernährungsbericht 2000. DGE 2000; 30–50.

85 Shea, B., et al.: Meta-analysis of therapies for postmenopausal osteoporosis. Endocr. Rev. 2002; 23: 560–9.

86 Willet, W., et al.: Kalzium intake and the incidence of forearm and hip fractures. Am. J. Nutr. 1999; 127: 1782.1792.

87 Feskanich, D., et al.: Kalzium, vitamin D, milk consumption and hip fracture: a prospective study among menopausal women. Am. J. Clin. Nutr. 2003; 77: 504–11.

88 Shea, B., et al.: Meta-analysis of therapies for postmenopausal osteoporosis. Endocr. Rev. 2002; 23: 560–9.

89 Feskanich, D., et al.: Kalzium, vitamin D, milk consumption and hip fracture: a prospective study among menopausal women. Am. J. Clin. Nutr. 2003; 77: 504–11.

90 Tang, B., et al.: Use of Kalzium in combination with vitamin D supplementation to prevent fractures and bone loss in people aged 50 years and older: a meta-analysis. Lancet. 2007; 370: 657–66.

91 Willett, W., et al.: Fracture prevention with vitamin D supplementation: a meta-analysis of randomized controlled trials. JAMA. 2005; 293: 2257–64.

[92] Weber, P.: Vitamin K and bone health. Nutr. 2001; 17: 880-7.

[93] Feskanich, D., Willett, C., et al.: Vitamin K and hip fracture in women: a prospective study. Am. J. Clin. Nutr. 1999; 69: 74-9.

[94] Tucker, KL., et al.: Dietary Vitamin K intakes are associated with hip fracture but not with bone density in elderly men and women. Am. J. Clin. Nutr. 2000; 71: 1201-8.

[95] Adamson, J., et al.: Vitamin K and the prevention of fractures: systematic review and meta-analysis of randomized controlled trials. Arch. Intern. Med. 2006; 166: 1256-61.

[96] Adamson, J., et al.: Vitamin K and the prevention of fractures: systematic review and meta-analysis of randomized controlled trials. Arch. Intern. Med. 2006; 166: 1256-61.

[97] Ward, K., et al.: A meta-analysis of the effects of cigarette smoking on bone mineral density. Calcif. Tissue. Int. 2001; 68: 259-70.

[98] Dietl, H.: Die Bedeutung von Mikronährstoffen. Forum Medizin Verlag, 1999.

[99] Seddon, J., et al.: Prospective study of intake of fruits, vegetables, vitamins and carotenoids and risk of age-related macular disease. Arch. Ophthal. 2004; 122: 882-92.

[100] Chylack, J.: Epidemiologic Evidence of a Role for the Antioxidanz Vitamins and Carotinoids in Cataract Prevention. Am. J. Clin. Nutr. 1991; 53 (Suppl.): 352S-355S.

[101] Swanson, A.: Elemental analysis of normal and cataractous human lens tissue. Biochem. Biophys. Res. Comm. 1971; 45: 1488-1496.

[102] Steiner, M.: Das Potential der antioxidativen Vitamine. In: Fortschr. Med. 1994; 112(33): 8.

[103] Dietl, H.: Die Bedeutung von Mikronährstoffen. Forum Medizin Verlag, 1999.

[104] Thomas, W.R., et al.: Vitamin C and immunity: an assessment of evidence. Clinical Experimental Immunology 1978; 32: 370-379.

[105] Bland, J.: Vitamin C - the Future is now. New Canaan: Keats Publishing 1995; 16-17.

[106] Chandra, R.: Nutritional regulation of immunity and risk of infection in old age. Immunology. 1989; 67: 141-147.

[107] De Weck, A.: Immune response and aging. Constitutive and environmental aspects. In: Munro, H.: Nutrition of the elderly. New York: Raven Press 1991.

[108] Niedermann, M.S.: Respiratory infections in the elderly. New York, Raven Press 1991.

[109] Chandra, R.: Effect of vitamin and trace element supplementation on immune response and infection in elderly subjects. Lancet 1992; 340: 1124-1127.

[110] Hofmeister, M.: Auswirkung von alimentären Ergänzungsmitteln auf die Gesundheit. Ernährung und Medizin. 2005; 20: 115-122.

[111] Barringer, T., et al.: Effect of a multivitamin and mineral supplement on infection and quality of life. A randomized, double blind, placebo controlled trial. An. Intern. Med. 2003; 138: 365-371.

[112] Chandra, R., et al.: Nutrition and Immunity. Vitamins and Immunomodulation in AIDS. Nutrition 1996; 12: 1-7.

[113] Tolmunen, T., et al.: Association between depressive symptoms and serum concentrations of homocysteine in men: a population study. Am. J. Clin Nutr. 2004; 80: 1574-8.

[114] Gilbody, S., et al.: Is low folate a risk factor for depression? A meta analysis and exploration of heterogeneity. J. Epid. Comm. Health.2007; 61: 631-7.

[115] Abalan, F., et al.: Frequency of deficiencies of vitamin B12 and folic acid in patients admitted to a geriatric psychiatry unit. Encephale 1984; 10: 9-12.

[116] Kivela, S., et al.: Depression in the aged: Relation to folate and vitamin C, B6. Biol. Psychiatry 1989; 26: 209–213.

[117] Wyatt, K., et al. Efficacy of vitamin B6 in the treatment of PMS: Systematic review. BMJ 1999; 318: 1375–1381.

[118] Pilar, S.: Amelioration of premenstrual depressive symptomatology with L-Tryptophan. J Psychiatry and Neuroscience. 1994; 19: 114–119

[119] Krahwinkel, M., et al.: Positionspapier der DGE. Strategien zur Verbesserung der Folatversorgung in Deutschland. DGE. 2006; 12.

[120] US Departement of Agriculture. National food consumption survey. 1986.

[121] Souccar, T., Curtay, J.P.: Le nouveau guide des vitamines. Edition Seuil. 1996; 11–12.

[122] Dupin, et al.: Apports nutritionels conseillés pour la population française. Paris: Tec & Doc Lavoisier 1992; 2.

[123] Guilland: Évaluation de l'apport alimentaire vitaminique en Bourgogne. Ann. Nutr. Metabol. 1986; 30: 21–46.

[124] Hercberg: Consommation alimentaire d'un echantillon représentatif de la population du Val de Marne. Rev. Epidémiol Santé Publ. 1991; 39: 245–261.

[125] Why Top Doctors Take Supplements. Prevention 1994; (2).

[126] Kallmann, B.: Micronutrient intakes in laboratory animals and humans. J. Applied Nutr. 1989; 41: 23–25.

[127] Dietl, H., Ohlenschläger, G.: Handbuch der Orthomolekularen Medizin. 1994; 26–28.

[128] Hu, F., Rimm, E., Stampfer, M., et al.: Frequent nut consumption and the risk of coronary heart disease in women: prospective cohort study. BMJ 1998; 317: 1341–1345.

[129] Fraser, G. E., et al.: A possible protective effect of nut consumption on the risk of coronary heart disease. The adventist health study. Arch. Int. Med. 1992; 152: 1416–1424.

[130] Prineas, R.J., Kushi, L.H., et al.: Walnuts and serum lipids. N. Engl. J. Med. 1993; 329: 359.

[131] Ohlenschläger, G.: Handbuch der Orthomolekularen Medizin. Heidelberg: Haug 1994; 111–112.

[132] Kahaly, G., et al.: Cost estimation of thyroid disorders in Germany. Thyroid. 2002; 12: 909–14.

[133] Pietrzik, K.: Modern Lifestyle, Lower Energy Intake and Micronutrient Status. Berlin: Springer 1991; 103–114.

[134] Brockert, S.: Vital 1985; 3: 63ff.

[135] Guilland, J.C., et al.: Influence de modalités de cuisson sur la perte en thiamine, en riboflavine, et en niacine de la viande de boeuf. In: Bernard, A., et al.: Aspects nutritionels des constituant des aliments. ENS.BANA, Dijon/TEC. DOC, Paris 1992; 217–226.

[136] Schünke, Kuhlmann, Lau: Orthomolekulare Medizin. Bio Medoc Verlag 1991; 24.

[137] Curtay, J.P.: La Nutrithérapie. Bases Scientifique et Pratique Médicale. Paris: Editions Boirons 1995; 54–55.

[138] Chemische Qualitätssicherung der Krankenhauskost. Akut Ernähr. Med. 1993; 18: 296–304.

[139] Mareschi: Valeur calorique de l'alimentation et couverture des apports nutritionnels conseillés en vitamines de l'homme adulte. Ann. Nutr. Metab. 1984; l 28: 11–23.

[140] Hulshof: Is food variety conductive to a more adequate diet? Assessment of variety, dutch clustering and adaquacy of eating patterns. CIP Data Koninklijke Bibliotheek, La Haye 1993.

[141] Dietl, H., Gesche, M.: Herzaktive Nährstoffe. Spitta Verlag 1999; 200.

[142] GFK-Ernährungsforschung: Nationale Verzehrsstudie 1985–1989.

[143] DGE Aktuell vom 23.10.1997.

144 Basu, Schorah: Vitamin C in Health and Diseases. Westport: Avery Publishing 1982; 84–85.

145 Enstrom, Kanim, Klein: Vitamin C intake and mortality among a sample of the United States population. Epidemiology 1992; 3(3): 194–202.

146 Pyor: The Free Radical Chemistry of Cigarette Smoke and the Inactivation of Alpha-1-Proteinase Inhibitor. In: Taylor (ed.): Pulmonary Emphysema and Proteolysis. New York: Academic Press 1986; 369–392.

147 Deutsche Gesellschaft für Ernährung. Ernährungsbericht 2000. S. 316.

148 Giovanucci, E.: Tomatoes, tomato based products, lycopene and cancer: review of epidemiological evidence: J Nat Cancer Inst 1999; 91: 317–331.

149 Yong, L., et al: Intake of vitamin E, C and A and the risk of lung cancer. The NHANES epidemiologic follow up study. Am J Epidemiol 1997; 146: 231–243.

150 Voorrips, L., et al.: A propective cohort study on antioxidants and folate intake and male lung cancer risk. Cancer Epid. Bio. Prev. 2000; 9: 357–65.

151 Hongbing, S., et al.: Dietary folate and Lung cancer risk in former smokers. A case control study. Cancer Epid. Bio. Prev. 2003; 12: 980–986.

152 Hennekens, C., Stampfer J., et al.: Lack of effect of long term supplementation with beta carotin on the incidence of malignant neoplasms and cardiovascular disease. N Engl J Med 1996; 334: 1145–1149.

153 Willett, W., et al.: Plasma folate, vitamin B6, vitamin B12, homocysteine, and risk of breast cancer. J. Natl. Cancer Inst. 2003; 95: 373–80.

154 Giovanucci, E., et al.: Vitamin B6 intake, alcohol consumption, and colorectal cancer: a longitudinal population based cohort of women. Gastroenterology. 2005; 128: 1830–1837.

155 Giovanucci, E., et al.: Alcohol, low methionine-low folate diets, and risk of colon cancer in men. J. Natl. Cancer Inst. 1995; 87: 265–73.

156 Palan, et al.: Effects of Smoking and Oral Contraceptives on Plasma Carotin Levels in Healthy Women. Am. J. Obst. Gynecol. 1989; 161: 881–885.

157 He, J., et al.: Increased consumption of fruit and vegetable is related to a reduced risk of coronary heart disease: meta-analysis of cohort studies. J. Hum. Hypertens. 2007; 21: 717–28.

158 Biesalski, H., et al.: Beta-Carotine supplementation and sun induced biochemical alterations of the human skin. International Symposium on Antioxidants and disease prevention. Stockholm: ILSI 1993; 88.

159 Stähelein, H.: Senile dementia in relation to nutritional factors: Bibl. Nutr. et Dieta 1986; 38: 136–144.

160 Yao, Y., et al.: Decline of serum cobalmin levels with increasing age among geriatric patients. Arch. Med.1994; 3:

161 Pennix, B., et al.:Vitamin B12 deficiency and depression in physically disabled older women: epidemiologic evidence from the Women's Health and Aging Study. Am. J. Psychiatry. 2000; 157: 715–21.

162 Tiermeier, T., et al.: Vitamin B12, Folate, and Homocysteine and Depression: The Rotterdam Study. Am. J. Psychiatry. 2002; 159: 2099–2101.

163 Pittas, A., et al.: Vitamin D and Kalzium intake in relation to type 2 diabetes in women. Diabetes Care. 2006; 29: 650–6.

164 Colditz, et al.:Diet and risk of clinical diabetes. Am. J. Clin. Nutr. 1992; 55: 14–20.

165 Folsom, A., et al.: Serum and dietary magnesium and the risk of type 2 diabetes. Arch. Intern. Med. 1999; 159: 2110–20.

166 Kushi, L., et al.: Carbohydrates, dietary fiber and the incidence of type 2 dia-

betes in older women. Am. J. Clin. Nutr. 2000: 71: 921–30.

167 Melnick, S., et al.: Association of serum and dietary magnesium with cardiovascular disease, hypertension and diabetes. J. Clin. Epid. 1996; 48: 927–40.

168 Davie, Gold, et al.: Effect of Vitamin C on Glycosylation of Proteins. Diabetes 1992; 41: 167–173.

169 Poalisso, et al.: Metabolic benefits deriving from chronic vitamin C supplementation in aged non-insulin dependent diabetics. J. Am. Coll. Nutr. 1995; 14: 387–392.

170 Barringer, T., et al. Effect of a multivitamin and mineral supplement on infection and quality of life. A randomized, double blind, placebo controlled trial. An. Intern. Med. 2003; 138: 365–371.

171 Döll, M.: Körperliche Belastung und sportliche Aktivität – erhöhter oxidativer Stress durch freie Radikale. Journal für Orthomolekulare Medizin 1996; 4: 316–319.

172 Neue Nachweismethoden für DNA-Schäden – Zellkerndefekte durch Leistungssport. In: Zeitung für Umweltmedizin. 1994; 4: 8–11.

173 Ohlenschläger, G.: Handbuch der Orthomolekularen Medizin. Haug 1994; 42–43.

174 Henrotte, J.: Genetic regulation of blood and tissue magnesium content. Magnesium 1988; 7: 306–314.

175 Grundy, S., et al.: Influence of nicotinic acid on metabolism of cholesterol and triglycerides in man. J. Lipid. Res. 1981; 22: 24–36.

176 Canner, P., et al.: Fifteen year mortality in coronary heart project patients: Long term benefit with niacin. J. Am. Coll. Cardiol. 1986, 8: 1245–1255.

177 Illingworth, et al.: Comparative effects of Lovastatin and Niacin in primary hypercholesterolemia. Arch. Int. Med. 1994; 154: 1586.

178 Ravnskow, U.: Cholesterol lowering trials in coronary heart diseases. Brit. Med. J. 1992; 15: 305.

179 Armstrong, E., et al.: Cost-effectiveness of simavastatin and lovastatin/extended release niacin to achieve LDL and HDL goal using NHANES data. J. Manag. Care Pharm. 2004; 10: 251–70.

180 Bays, H., et al.: Comparison of once daily niacin ET/lovastatin with standard doses of atorvastatin and simavastatin. Am. J. Card. 2003; 15: 667–72.

181 Block, K., et al.: Impact of antioxidant supplementation on chemotherapeutic efficacy: a systematic review of the evidence from randomized controlled trials. Cancer Treat. Rev. 2007; 33: 407–18.

182 Köstler, W.: Immunologische und spektralanalytische Veränderungen durch Quecksilbermobilisierung aus Amalgamfüllungen. Erfahrungsheilkunde 1990; 10: 572–577.

183 Gerhard, I., et al.: Schadstoffe und Fertilitätsstörungen. Schwermetalle und Mineralstoffe. Zentralblatt für Gynäkologie 1992; 114, 593–602.

184 Tikkiwal, M., et al: Effect of zinc administration on seminal zinc and fertility of oligospermic males. Ind. J. Physiol. Pharmacol. 1987; 31, 30–34.

185 Netter, A., et al.: Effects of zinc administration on plasma testosterone and sperm count. Arch. Androl. 1981; 7: 69–73.

186 Daunderer, M.: Handbuch der Amalgamvergiftung. Landsberg: Ecomed, 1992.

187 Wenstrup, D., et al.: Trace element imbalances in isolated subcellular fractions of Alzheimer's disease brains. Brain Research 1990; 533: 125–131.

188 Gebhardt, A., et al.: Bestimmung von Kupfer, Zink, Selen und Quecksilber im Blut von MS Patienten. Laboratoriumsmedizin 1994; 3.

[189] Bellinger, D.: Internationaler Kongreß der Umweltmedizin Duisburg. 23.-26.2.1994.

[190] Kuklinsky, B.: Oxidativer Stress in einer Computerzentrale. Zeitung für Umweltmedizin 1997; 1: 42–44.

[191] Patel, B., et al.: Dietary antioxidants and asthma in adults. Thorax. 2006; 61: 388–93.

[192] Hatch, et al.: Asthma, inhaled antioxidants and dietary antioxidants. Am. J. Clin. Nutr. 1995; 61: 625S-630S.

[193] Mineraloscop 1994; 3: 1–2.

[194] Andersen, O., et al.: Effects of selenium supplementation on whole body, blood and organ levels of toxic metals in mice. Environ. Health Perspect. 1994; 102 (suppl. 3): 321–324.

[195] Dawson, E., et al.: The effect of ascorbic acid supplementation on the blood lead levels of smokers. J. Am. Col. Nutr. 1999; 18: 166–70.

[196] Simon, J.: Relationship of ascorbic acid to blood lead levels. JAMA. 1999; 281: 2340–2.

[197] Kuklinsky, B.: Oxidativer Stress in einer Computerzentrale. Zeitung für Umweltmedizin 1997; 1: 42–44.

[198] Mineraloscop 1994; 3: 1–2.

Verzeichnis der Abbildungen

Abbildung 1, 14 mit freundlicher Genehmigung der Orthomol Gmbh, Langenfeld.
Abbildung 2, 3 Jopp, A.: Mikronährstoffe contra Immunschwäche. Roche, Grenzach 1998.
Abbildung 5 Harr, J., Whanger, P., Weswig, P.: Clinical Toxicology 5(2): 187–94.
Abbildung 6 Bildarchiv Okapia Frankfurt.

Überblick Vitamine und Mineralien/Spurenelemente

Vitamin	Funktionen (als Koenzyme beteiligt an)	Symptome, die auf einen Mangel hinweisen	Therapeutischer Einsatz**	Zufuhr-rahmen*
Vitamin A	starkes Antioxidans, Teil des Sehpurpurs im Auge, Aufbau der Schleimhäute in Mund, Lunge, Magen-Darm-Trakt, Auge, Proteinstoffwechsel, essenziell für das Immunsystem	Sehschwierigkeiten in der Dämmerung, Nachtblindheit, trockene Augen, Lichtscheuheit, trockene, schuppige Haut, Follikelbildung an den Oberarmen, Akne, brüchige Fingernägel, glanzlose Haare, Wachstumsstörungen bei Kindern, häufige Infektionen, verminderte Immunkompetenz, verringerte Krebsresistenz	Katarakt, trockene Augen, Krebs	1000 µg bis 2 300 µg
Provitamin A (Beta- Carotin)	wird bei Bedarf in Vitamin A gewandelt, starkes Antioxidans, unterstützt die Zellkommunikation (gap junction), Immunsystem	Verringerte Krebsresistenz, Herz-Kreislauf-Erkrankungen	Prävention und Akutbehandlung von Krebs und Herz-Kreislauf-Erkrankungen, Katarakt, Immunschwäche, AIDS	2 bis 20 mg
Vitamin B₁ (Thiamin)	Nerven und Muskelstoffwechsel, Kohlenhydratstoffwechsel, beteiligt am Aufbau von Neurotransmittern	Reizbarkeit, Konzentrations- und Gedächtnisschwäche, Appetitlosigkeit, Schlaflosigkeit, Depressionen, Nervenentzündungen, Herzrhythmusstörungen	Diabetes, neurologische Erkrankungen, multiple Sklerose, verminderte geistige Leistungsfähigkeit, Alzheimer-Krankheit	1,2 bis 100 mg
Vitamin B₂ (Riboflavin)	Teil von circa 60 verschiedenen Enzymen des Fett-, Kohlenhydrat- und Eiweißstoffwechsels, Übertragung von Lichtreizen im Auge	Allgemeine Müdigkeit und Unlust, gereizte Schleimhäute, Nervenstörungen, eingerissene Mundwinkel, schuppige Lippen, Dermatitis, übermäßige Hornabstoßung der Haut, glanzlose, brüchige Fingernägel, Hornhauttrübungen am Auge, Lichtempfindlichkeit	Migräne, Katarakt, Hauterkrankungen	1,4 bis 200 mg
Vitamin B₃ (Niacin)	Energieproduktion, Hormonstoffwechsel, Hirnstoffwechsel, Pigmentbildung in der Haut, Reparatur geschädigter Erbanlagen	Depressionen, Altersdemenz, Dermatosen an den Schleimhäuten, hohes Cholesterin, Appetitverlust, Schwindelgefühl, hochrote Zunge	Senkung der Blutfett-Werte, Diabetes, Arthritis	16 bis 450 mg

179

Vitamin	Funktionen (als Koenzyme beteiligt an)	Symptome, die auf einen Mangel hinweisen	Therapeutischer Einsatz**	Zufuhrrahmen*
Vitamin B_5 (Pantothensäure)	Energieproduktion, Synthese von Kortison und anderen Steroidhormonen, Wundheilung, Neurotransmitterproduktion, Produktion von Haar-, Haut- und Blutpigmenten	glanzlose Haare, frühes Ergrauen der Haare, Abgeschlagenheit, Kopfschmerzen, Herzklopfen, schlechte Wundheilung, brennende Füße	Rheuma, hohe Blutfette	6 bis 500 mg
Vitamin B_6 (Pyridoxin)	Eiweißstoffwechsel, Wachstumsprozesse, Immunsystem durch den Aufbau proteinhaltiger Abwehrsubstanzen, Neurotransmitter	Konzentrationsschwäche, Depressionen, neurologische Störungen, Schlafstörungen, Unruhezustände, Schwangerschaftserbrechen, prämenstruelles Syndrom, Nervenentzündungen, häufige Infekte, Blutarmut, Glukoseintoleranz, Ekzem, Dermatitis	Herz-Kreislauf-Erkrankungen, Diabetes, Depression, Epilepsie, Immunstimulation, Asthma, Osteoporose, Nierensteine, prämenstruelles Syndrom	1,5 bis 200 mg
Folsäure (künstliches lagerstabiles Vitamin) oder Folat (natürlich in Lebensmitteln)	Zellteilung, Blutbildung, Herstellung der DNS, Immunsystem, Neurotransmitterproduktion	Anämie, Schleimhautveränderungen in Mund, Magen-Darm-Trakt, Zungenbrennen, Durchfälle, Haarwuchsstörungen, Depressionen, neurologische Störungen, Reizbarkeit, Vergesslichkeit, Schlafstörungen, Gicht, verminderte Immunität	Akne, AIDS, Anämie, Herz-Kreislauf-Erkrankungen, Krebs, Katarakt, Müdigkeitssyndrom, Depression, Senilität, Unfruchtbarkeit, Parkinson-Krankheit	150 bis 400 µg
Vitamin B_{12} (Cobalamin)	Zellteilung, Nervenstoffwechsel, Blutbildung	Gedächtnis-, Konzentrationsschwäche, Alterssenilität, depressive Verstimmungen und andere psychische Erkrankungen, weiße Lippen, gelbe Schleimhäute, Zungenbrennen, Gliederkribbeln, Blutarmut	Depression, neurologische Symptome, diabetesbedingte Neuropathien, Altersdemenz, Alzheimer-Krankheit, multiple Sklerose, Infertilität, Anämie	3 bis 500 µg
Biotin	Fett-, Kohlenhydrat-, Eiweißstoffwechsel, Neurotransmitterproduktion, Zellteilung, Hauterneuerung	Erschöpfung, Appetitlosigkeit, Übelkeit, seborrhoische Dermatitis, schuppige Haut, glanzloses, brüchiges Haar	seborrhoische Dermatitis, Diabetes	Bis 500 µg

Vitamin	Funktionen (als Koenzyme beteiligt an)	Symptome, die auf einen Mangel hinweisen	Therapeutischer Einsatz**	Zufuhr-rahmen*
Vitamin C (Ascorbin)	Antioxidans, beteiligt an 15 000 Stoffwechselreaktionen, essenziell für das Immunsystem, unterstützt/aktiviert Lymphozyten, Fress- und Killerzellen, Bildung von Bindegewebe und Kollagen, Fettverbrennung, beteiligt beim Aufbau aller wichtigen Hormone und Neurotransmitter	verzögerte Wundheilung, Neigung zu blauen Flecken, blutendes Zahnfleisch, Infektionsanfälligkeit, häufige Müdigkeit, Depressionen, Konzentrationsmangel, Herz-Kreislauf-Erkrankungen, verringerte Krebsresistenz, Katarakt	Prävention und Akutbehandlung von Krebs und Herz-Kreislauf-Erkrankungen, hoher Blutdruck, Katarakt, Glaukom, Makuladegeneration, Diabetes, multiple Sklerose, Parkinson-Krankheit, Arthritis, Rheuma, Ekzem, Infertilität, geschwächte Infektabwehr, Autoimmunerkrankungen, Wundheilung, Asthma, Allergien, chronisches Müdigkeitssyndrom	100 bis 2000 mg
Vitamin D (Calciferol)	Einlagerung von Kalzium und Phosphor in die Knochen, wichtig im Nervenstoffwechsel, Energiestoffwechsel	Muskelschwäche, Krämpfe, Infektanfälligkeit, Osteoporose, altersbedingte Knochenverformung der Beine und des Rückens, Knochenschmerzen, Rachitis bei Kindern, die zu O- und X-Beinen und Zahnfehlstellungen führt, Unruhe, Reizbarkeit, verminderte Immunität	Osteoporose, Schuppenflechte, zur besseren Verwertung von Kalzium	200 IE bis 800 IE
Vitamin E Tocopherol	Antioxidans, schützt mehrfach gesättigte Fettsäuren in Zellmembranen, Nervenbahnen, Arterien, Blut, Thymus und Auge	Herz-Kreislauf-Erkrankungen, verringerte Krebsresistenz, Katarakt	Prävention und Akutbehandlung von Krebs und Herz-Kreislauf-Erkrankungen (Angina pectoris, Myokardinfarkte), Katarakt, Makuladegeneration, Diabetes, Herpes, geschwächtes Immunsystem, Muskelschwäche, Parkinson-Krankheit, prämenstruelles Syndrom, seborrhoische Dermatitis, Allergien, Rheuma, Kolitis	14 bis 400 mg

Vitamin	Funktionen (als Koenzyme beteiligt an)	Symptome, die auf einen Mangel hinweisen	Therapeutischer Einsatz**	Zufuhrrahmen*
Vitamin K	Blutgerinnung, Knochenstoffwechsel	länger anhaltende Blutungen der Nase, bei Wunden und der Regel	Osteoporose, zu lange Blutungszeiten	So viel Sie möchten aus grünen Pflanzen

* Der Zufuhrrahmen gibt den unteren sicheren Bereich zur Verhinderung von Mangelsymptomen an (DGE) und den oberen sicheren Bereich einer täglichen dauerhaften zusätzlichen Einnahme von Vitaminen (Shrimpton Safety Report, siehe Kapitel 7.2.2)
** Die wahrscheinlich vollständigste Abhandlung von Studien zum therapeutischen Einsatz von Vitaminen für bestimmte Erkrankungen finden Sie in Murray, M.: Encyclopedia of Nutritional Supplements; Prima Publishing, 1996

Mineral/ Spurenelement	Stoffwechselfunktionen	Mangelerscheinungen	Therapeutischer Einsatz**	Zufuhrrahmen*
Kalzium	Vitamin-D-Haushalt; Mineralisierung der Knochen und Zähne; verschiedene Enzymaktivitäten; Regulation des Herzschlags; Muskelkontraktionen; Nervenimpulsübertragung	brüchige Knochen; abnehmende Knochendichte (Osteoporose); altersbedingte Verformung der Beine und des Rückens; Zahnfehlstellungen bei Kindern; Schlaflosigkeit; Nervosität; Muskelkrämpfe; hoher Blutdruck; Menstruationsbeschwerden	Osteoporose; Rachitis bei Kindern; hoher Blutdruck	1000 bis 1500 mg
Magnesium	aktiv in über 300 Enzymen; Energieproduktion; Muskelkontraktion	hoher Blutdruck; Muskelkrämpfe; Muskelzittern; Schlaflosigkeit; Überreiztheit; Unruhe; Stressanfälligkeit; Probleme mit der Nervenreizübertragung; prämenstruelles Syndrom; Menstruationsschmerzen	hoher Blutdruck; Herz-Kreislauf-Erkrankungen (Angina pectoris; Myokardinfarkt; Kardiomyopathie); niedrige HDL-Werte; Schlaganfall; Asthma; Diabetes; Müdigkeitssyndrom; Fibromyalgie; Glaukom; Hypoglykämie; Nierensteine; Osteoporose; prämenstruelles Syndrom	350 mg
Chrom	Kofaktor für die Insulinfunktion; Glukosetoleranzfaktor	hohe Blutzuckerwerte; Müdigkeit durch Unterzuckerung (Hypoglykämie); schlechte Glukosetoleranz; hohe Cholesterin- und Triglyzeridwerte	Vorbeugung gegen Typ-2-Diabetes; Verbesserung der Glukosetoleranz bei Diabetikern; Senkung von hohen Blutfett-Werten;	30 bis 200 µg

Mineral/ Spurenelement	Stoffwechselfunktionen	Mangelerscheinungen	Therapeutischer Einsatz**	Zufuhrrahmen*
			Muskelaufbau; Gewichtsreduktion; Akne	
Zink	Teil körpereigener antioxidativer Enzyme (Katalase); aktiv in über 200 Enzymen; notwendig für viele Hormone; Entsorgung von Schwermetallen	Haarausfall; frühzeitig ergraute Haare; Schuppen; Infektanfälligkeit; schlechte Immunkompetenz; niedriges Testosteron; niedrige Spermienzahl; Infertilität bei Männern und Frauen; Durchfall; Schlafstörungen; verzögerte Wundheilung; Glukoseintoleranz; Wachstumsstörungen; verspätete sexuelle Reifung; Nachtblindheit; schlechter Geruchs- und Geschmackssinn; Geschwüre im Mund; Rillen oder weiße Punkte in den Fingernägeln; Hautveränderungen (Akne, Schuppenflechte, Ekzeme); Arthritis	Unfruchtbarkeit; Rheuma; Akne; Makuladegeneration; Alzheimer-Krankheit; Wilson-Krankheit; Steigerung der Immunkompetenz	10 bis 15mg
Jod	Produktion des Schilddrüsenhormons	Kropfentwicklung; Unruhe; Wachstumsstörungen; brüchiges Haar; verminderte Reaktionsfähigkeit	Vorbeugung gegen Schilddrüsenüberfunktion	200 bis 500 µg
Selen	Teil körpereigener antioxidativer Enzyme (Glutathionperoxidase); Entsorgung von Schwermetallen	Herz-Kreislauf-Erkrankungen; hohe Blutfett-Werte; verringerte Krebsresistenz; Immunschwäche; Infektanfälligkeit; Kalziumablagerungen in den Muskeln; Muskelschwäche	Vorbeugung vor und Behandlung bei Freie-Radikale-Erkrankungen (Herz-Kreislauf-Erkrankungen; Krebs; Katarakt; Rheuma)	30 bis 200 µg
Mangan	Teil körpereigener antioxidativer Enzyme (SOD, Katalase); aktiv in 50 verschiedenen Enzymen; Glukoseverwertung; Fettstoffwechsel; Schilddrüsenhormon; Knochenwachstum	Haarverlust; vorzeitig ergraute Haare; Wachstumsstörungen; schwache Sehnen; verringerte Insulinproduktion; Schwindel; Gehörverlust	Vorbeugung gegen Freie-Radikale-Erkrankungen durch verbesserten antioxidativen Schutz; Diabetes; Entzündungen; Virusinfektionen; Immunschwäche	2 bis 15 mg

Die Zufuhr von bestimmten Mineralien und Spurenelementen kann zu einem Ungleichgewicht von anderen Spurenelementen führen. Die Therapie mit diesen Mineralien und Spurenelementen sollte dem Arzt vorbehalten bleiben. Hier wurden deshalb nur die Mineralien und Spurenelemente aufgelistet, für die teilweise ein erheblicher Mangel besteht und die vom Verbraucher sinnvoll und sicher ergänzt werden können.
* Für die Erklärung »Zufuhrrahmen« s. Vitamintabelle.

Impressum

Bibliografische Information
der Deutschen Nationalbibliothek
Die Deutsche Nationalbibliothek verzeichnet diese
Publikation in der Deutschen Nationalbibliografie;
detaillierte bibliografische Daten sind im Internet
über http://dnb.d-nb.de abrufbar.

Programmplanung: Dr. Elvira Weißmann-Orzlowski

Bearbeitung: Susanne Arnold

Der Autor dankt Herrn Oliver Fuxen, der an langen
Abenden das Manuskript lektoriert hat.

Umschlaggestaltung und Layout:
CYCLUS · Visuelle Kommunikation, Stuttgart

Bildnachweis:
Umschlagfoto: Gettyimages
Fotos im Innenteil:
Antje Plewinski Fotografie: S. 104; digitalvision:
S. 101, 141; Dynamic Graphics: S. 135; Fancy: S. 10;
Fancy-Jupiter Images: S. 60; Fancy.veer.com: S. 110,
122, 158; Frank Kleinbach: S. 44, 103; Gettyimages:
S. 3; itstockfree: S. 116; Kai Krüger; Shotshop: S. 124,
149; Laurence: S.90/91; MEV: S. 96, 114, 128; Okapia
KG: S. 70; Photo Alto: S. 30/31, 66, 68/69, 105, 108,
126/127; Photo Disc: S. 18, 73, 81, 152; Pixland: S. 48,
54, 66, 79, 95, 99, 120, 133; Renate Stockinger: S. 107;
Sean-Justice; Corbis: S. 14/15; stockdisc: S. 156/157;
Grafiken S. 17, 20, 25, 29: Mit freundlicher Genehmigung des Autors
Die abgebildeten Personen haben in keiner Weise
etwas mit dem Inhalt des Buches zu tun.

3., komplett überarbeitete Auflage

© 2008 Karl F. Haug Verlag in MVS
Medizinverlage Stuttgart GmbH & Co. KG
Oswald-Hesse-Straße 50, 70469 Stuttgart
Internet: www.haug-gesundheit.de

Printed in Germany

Satz: Fotosatz Buck, 84036 Kumhausen
gesetzt in: InDesign CS3
Druck: Westermann Druck Zwickau GmbH,
08058 Zwickau

Gedruckt auf chlorfrei gebleichtem Papier

ISBN 978-3-8304-2280-8   1 2 3 4 5 6

Liebe Leserin, lieber Leser,
hat Ihnen dieses Buch weitergeholfen? Für Anre-
gungen, Kritik, aber auch für Lob sind wir offen.
So können wir in Zukunft noch besser auf Ihre
Wünsche eingehen. Schreiben Sie uns, denn Ihre
Meinung zählt!

Ihr Haug Verlag

E-Mail Leserservice:
heike.schmid@medizinverlage.de

Adresse:
Lektorat Haug Verlag,
Postfach 30 05 04,
70445 Stuttgart
Fax: 0711-8931-748